REEDUQUE SEU CÉREBRO, REMODELE SEU CORPO

Uma revolução no cérebro que fará você perder peso

GEORGIA D. ANDRIANOPOULOS, PH. D.

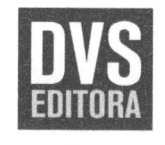

REEDUQUE SEU CÉREBRO REMODELE SEU CORPO

Uma revolução no cérebro que fará você perder peso

GEORGIA D. ANDRIANOPOULOS, PH. D.

DVS EDITORA

REEDUQUE SEU CÉREBRO, REMODELE SEU CORPO

Uma revolução no cérebro que fará você perder peso

GEORGIA D. ANDRIANOPOULOS, PH. D.

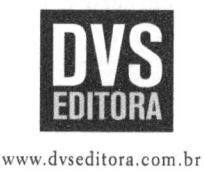

DVS EDITORA

www.dvseditora.com.br

REEDUQUE SEU CÉREBRO, REMODELE SEU CORPO

DVS Editora 2010 - Todos os direitos para a língua portuguesa reservados pela editora.

RETRAIN YOUR BRAIN, RESHAPE YOUR BODY
McGraw-Hill Companies
Original edition copyright © 2008 by Georgia D. Andrianopoulos. All rights reserved.
Portuguese edition copyright © by 2010 DVS Editora Ltda. All rights reserved.

Nenhuma parte deste livro poderá ser reproduzida, armazenada em sistema de recuperação, ou transmitida por qualquer meio, seja na forma eletrônica, mecânica, fotocopiada, gravada ou qualquer outra, sem a autorização por escrito do autor.

Tradução: Marcelo Neves Almeida
Diagramação: Konsept Design & Projetos

Dados Internacionais de Catalogação na Publicação (CIP) (Câmara Brasileira do Livro, SP, Brasil)

Andrianopoulos, Georgia D.
   Reeduque seu cérebro, remodele seu corpo : uma revolução no cérebro que fará você perder peso / Georgia D. Andrianopoulos ; [tradução Marcelo Neves Almeida]. -- São Paulo : DVS Editora, 2010.

   Título original: Retrain your brain, reshape your body.
   Bibliografia.

   1. Alimentos 2. Cérebro 3. Dietas para emagrecer 4. Emagrecimento 5. Hábitos alimentares 6. Nutrição 7. Obesidade 8. Qualidade de vida 9. Saúde - Aspectos nutricionais I. Título.

10-08392   CDD-613.2

Índices para catálogo sistemático:

1. Emagrecimento : Alimentação e saúde : Nutrição   613.2

Para Andria e David

Em memória de meu pai, Demetrios G. Andrianopoulos,
que imaginou e inspirou uma vida de conhecimento.

Índice

Agradecimentos ix
Introdução xi

PARTE 1 Descubra
1. Seu cérebro: uma introdução 3
2. O primeiro passo: descubra seu cérebro alimentar e encontre sua oscilação 19

PARTE 2 Reestuture
3. O segundo passo: reestruturando seu modo de pensar 49
4. O que o cérebro alimentar fez, pode desfazer: o cérebro sempre em mudança 71

PARTE 3 Reeduque
5. O terceiro passo: reeducando com ferramentas de boa forma mental global 95
6. Reeducação revisitada: ferramentas de neurorregulação da alimentação 149
7. A dieta BrainMed: comendo à moda mediterrânea 179

Conclusão 193
Recursos 197
Referências 199
Índice remissivo 215

Agradecimentos

Este trabalho não teria sido possível sem o apoio das pessoas que contribuíram com matéria-prima e os editores que ajudaram a esculpir e modelar esse material na forma deste livro.

Primeiro, quero agradecer às pessoas que ajudaram a semear as ideias por trás deste livro. Minha gratidão e afeição mais profundas ao meu conselheiro e professor, o finado Robert C. Wilcott, Ph.D., por abrir o mundo da neurociência para mim. Sou grata ao dr. Richard L. Nelson, médico, pelas décadas de apoio incansável, orientação e por sua ajuda ao revisar todo o meu trabalho, incluindo este livro. Muito obrigado a Dan Mac-Donnell, chefe de enfermagem, por sua dedicação à pratica de retroalimentação neural e por seu *feedback* atencioso que acendeu muitas das ideias incorporadas aos programas neste livro. De longe, os que mais enriqueceram com suas contribuições ao material foram as pessoas que eu tratei ao longo dos anos. Gostaria de agradecer a eles pela disposição em compartilhar seus pensamentos e sentimentos comigo. Eles continuam a me inspirar e motivar para fazer melhor.

Quanto aos artistas, os escultores da matéria-prima: sou profundamente grata a minha filha, Andria E. Cress, por usar suas habilidades científicas e literárias juntamente com sua mente delicada, afiadíssima, para ajudar a editar este livro. Devo muitos agradecimentos a Johanna Bowman da editora McGraw-Hill por ser minha "rocha" firme, mais enfática desde o início deste projeto. Este livro não teria sido possível sem sua diligência, otimismo e dedicação. Também sou grata ao dr. Gerald J. Mozdzierz pela gentil orientação e incentivo ao longo deste processo.

x • *Agradecimentos*

Muito obrigada também a Susanna Margolis por me ajudar a organizar este material.

Quero homenagear minha mãe Vassiliki e agradecer a minha família, especialmente ao meu filho pelas muitas horas esperando que eu parasse de escrever. Finalmente, quero agradecer às minhas quatro irmãs, Helen, Konstantina, Anastásia e Phaedra por levar o legado de nossos pais.

Introdução

Se você quer perder o excesso de peso para sempre, se deseja remodelar seu corpo, provavelmente é melhor esquecer tudo o que sabe sobre excesso de comida e ganho de peso. Escrevi este livro para fornecer um início de um novo caminho para seguir, longe do que eu percebo como abordagens ultrapassadas, irracionais, ineficientes, prejudiciais e até mesmo desumanas de gerenciamento de peso.

Não me leve a mal. Perda de peso ainda é uma questão de comer menos e exercitar-se mais, de consumir menos calorias e queimá-las de forma mais eficiente. E as centenas, senão milhares de dietas por aí em toda sua enorme variedade são, em sua maioria, formas sensatas e saudáveis de fazer exatamente isso.

Mas você pode entrar numa dieta atrás da outra, e talvez já o tenha feito, e são grandes as chances de que você continuará a recuperar qualquer peso que perca. **Qual é o motivo?** A dieta ataca somente os sintomas do seu problema de peso, não a causa. Para sair da montanha-russa perda de peso seguida da recuperação de peso, você terá que **reeducar** o único órgão do corpo que realmente administra o comportamento alimentar e o seu peso: **o seu cérebro**.

Este livro lhe ensina como.

Realmente, está tudo na sua cabeça.

Claro que o fato de o cérebro regular nossa alimentação não é nenhuma novidade. Os neurofisiologistas já sabem, há mais de meio século, que o cérebro controla o apetite, e as pesquisas desde então deixam claro que o ganho de peso é um sintoma de problemas com os sistemas de regulagem de energia do cérebro.

Eu me lembro vividamente de uma fotografia do livro de fisiologia no primeiro ano da faculdade. Dois animais brancos, peludos, sentados em balanças de laboratório um em cada bandeja. Rapidamente identifiquei o menor dos dois, que pesava 520 gramas, como um rato branco de laboratório. Mas não tinha certeza quanto ao da outra balança. Era enorme e redondo; o ponteiro da balança apontava cerca de 1.080 gramas. Será que era um gato branco de aparência estranha? Alguma espécie recém-descoberta da qual eu nunca tinha ouvido falar?

A legenda contava a história dos dois ratos: era uma foto de um rato "normal" e de um "hiperfágico". Minhas raízes gregas me ajudaram a entender o significado da palavra *hiperfágico*: *hyper* = "demais"; *phagic* = "comida/comer". Mas o fato de ser grega não me ajudou a entender o mistério: o que estava fazendo com que esse rato comesse ao ponto de pesar mais que o dobro do peso do rato mediano? Ocorre que o animal hiperfágico comeu demais porque, seis meses antes, a área dentro do seu cérebro que sinaliza a saciedade (sentir-se cheio ou satisfeito) havia sido danificada. Sem ela, o centro de alimentação do cérebro não tinha como desligar a vontade de comer, então o rato continuava comendo muito o tempo inteiro.

Você também tem um interruptor de ligar/desligar alimentação no cérebro. Está localizado numa estrutura conhecida como hipotálamo, profundamente no meio do cérebro. Idealmente, os mecanismos que o ligam e desligam são equilibrados entre a fome e a saciedade, permitindo que você coma quando está com fome e pare de comer quando está "cheio". Mas eu certamente não preciso lhe dizer que ele nem sempre funciona desta forma! Praticamente todo mundo come por motivos que não têm nada a ver com a fome. Comemos porque estamos buscando o prazer que vem do sabor de certas comidas. Comemos quando estamos frustrados ou entediados. Comemos para obter consolo, para escapar da fadiga, ou quando queremos adiar alguma coisa desagradável.

De fato, a ciência nos diz que milhares de disparos que não têm nada a ver com a necessidade básica fisiológica de comida podem acionar o **cérebro alimentar** humano: toda uma rede de mecanismos que regulam o que comemos, quando comemos e a forma como comemos.

Uma vez que o cérebro é acionado por todos esses mecanismos alimentares, praticamente não pode ser detido. Evidente, então, que se você tentar conter toda essa força do cérebro que o obriga a comer, colocando-se num regime rigoroso de contagem de calorias ou privação de comida, você está certamente fadado a fracassar. Você pode perder um pouco de peso – na verdade, provavelmente perderá –, mas tudo que terá feito é tratar o sintoma, não a causa subjacente. A menos que você faça alguma coisa pelas causas básicas que provocam o seu desejo de comer demais, seu problema de peso reaparecerá e se tornará, provavelmente, um sofrimento que vai importuná-lo para a vida inteira. Certamente não pensaríamos em tratar sintomas sem buscar as causas básicas em outras condições médicas. Pense nisto: se seu filho ficar com febre durante semanas sem parar, você ficaria satisfeito em continuar a dar aspirina e banhos frios para baixar a temperatura dele? Ou exigiria que o médico fizesse todo o possível para detectar a causa, de forma que você pudesse tomar uma ação que parasse com o desconforto de seu filho de uma vez por todas? Claro que você tomaria a segunda decisão. E é precisamente isso que você vai fazer agora com seu excesso de peso: resolver a causa no seu cérebro, não somente os sintomas medidos na balança do banheiro todo dia de manhã.
Mas como?

Uma oscilação no cérebro

Como acabamos de ver, e como você lerá a respeito com mais detalhes nas próximas páginas, estar acima do peso é um sintoma de um cérebro preguiçoso ou de uma interrupção na capacidade do cérebro de regular funções e sistemas essenciais, incluindo aqueles que regulam o ato de comer e o peso. O termo científico é **desregulação global**, mas o resultado é o mesmo: cérebro preguiçoso! Pense nisso mais ou menos como esquecer de adiantar o relógio para o horário de verão ou de atrasar para o horário normal. Seu relógio vai continuar funcionando, mas sua vida vai estar fora de sincronia. No caso do controle de peso, o cérebro estaria gerenciando bem seu peso, mas manteria sempre um passo à frente ou atrás. Seu cérebro tenta regular o ato de comer – manter equilíbrio de todos os sistemas, afinal de contas, é sua missão principal –, mas torna-se insuficiente. Pense no que acontece quando você chega tarde para seu primeiro compromisso no trabalho em um dos dias mais atribulados, quando o segundo compromisso depende do resultado do primeiro e daí por diante. A "pirâmide" desmorona, e você fica o dia inteiro tentando compensar. Você ainda consegue dar conta da maioria, senão de todos os serviços de sua lista daquele dia, mas certamente não é um processo confortável. Estar fora de sincronia exige demais de sua energia e pode fazer com que se sinta exausto e frustrado. Além disso, existe grande possibilidade de que você não tenha feito um serviço tão bom quanto poderia, se tivesse começado o dia na hora certa.

Essa situação é parecida com o que acontece dentro do seu cérebro quando, por qualquer motivo, ele perde a capacidade de funcionar sem problemas ou de equilibrar suas numerosas funções. Quando o cérebro está num estado de desregulação, ele se comporta de forma semelhante a quando você está atrasado: começa a tentar compensar roubando o tempo de alguém para atender a outro. Não teve tempo suficiente para dormir? Coma algo doce. Você respeitosamente obedece ao comando do cérebro e encontra tempo para comer um *donut*, mesmo que esteja com uma hora de atraso na sua agenda. Quando o cérebro não está fluindo bem, ou está **oscilando**, seu desempenho (se ele faz bem seus vários serviços ou não) também sofre. O cérebro perde a capacidade de reconhecer e manter um peso saudável. Oscilações no cérebro consomem recursos que poderiam, de outra maneira, ser usados para regular o peso. O paralelo é semelhante a estar no meio de uma crise relacionada ao trabalho; quando questões como o estado de seu cabelo ou sua roupa perdem prioridade! Você também pode achar que está dormindo mal, sofrendo de falta de memória, ter uma vontade intensa de comer doces e carboidratos, e está frequentemente ansioso ou emocionalmente descontrolado.

Oscilar também significa que o sistema de "freio" do cérebro, o sistema que permite que você leve em consideração as consequências antes de comer um bolo inteiro, entra em pane. O resultado de um cérebro cansado! Então, você vai em frente e devora um pacote de batatas-fritas em questão de minutos, enquanto seu bom senso observa, horrorizado.

Não há motivo para alarme; isto não significa que existe algo "errado" com seu cérebro ou com você. É apenas que alguma coisa tirou seu cérebro ligeiramente do equilíbrio (fez oscilar). Comer as batatas-fritas ou um biscoito pode ser a forma de o cérebro tentar recuperar o equilíbrio, funcionar com mais fluência e se livrar da oscilação. Mas, infelizmente, o "equilíbrio" ao qual ele volta também está fora de forma.

Então, como ocorre essa desregulação? Existe muita especulação, mas parece seguro dizer que, juntamente com a hereditariedade, suas experiências de vida e escolhas pessoais de estilo de vida deram uma mãozinha para causar isso. O que significa, é claro, que você também pode desfazê-lo.

Como você provocou isso? Começou na infância. (Na verdade, pode ter começado no útero. Seu cérebro pode ter sido programado para comer demais pelo estado nutricional de sua mãe antes de você nascer.) O peso dela e seus hábitos alimentares antes e durante a gestação podem ter alterado suas preferências alimentares e seu peso corporal, aumentando sua susceptibilidade de ganhar peso. No entanto, seus padrões alimentares – o quanto você come, os tipos de comida que você deseja – continuaram a ser construídos durante a infância e ao longo da sua vida. Os alimentos que você come hoje, juntamente com suas experiências emocionais e bem-estar físico determinam o que e o quanto de comida você anseia amanhã! **Você se lembra de ter caído e ralado o joelho quando era criança?** Provavelmente sua mãe ou seu pai beijou a ferida, depois, deve ter levado você até a cozinha para pegar um biscoito, sorvete, ou um pedaço de bolo, assegurando-lhe que faria sua dor diminuir.

Você acreditou nisso. Seu cérebro acreditou nisso e fez questão de lembrar daquele truque: a dor alivia quando você come alguma coisa doce. Então, com toda a inocência, nascia um mau hábito alimentar: ou seja, curar a dor com comida. E não simplesmente qualquer comida, mas uma comida fortemente adoçada, cheia de calorias – o tipo que aumenta o peso em todos os lugares errados de todas as formas erradas. A propósito, todos os tipos de dor emocional, não somente joelhos ralados, podem ser aliviados com doces.

Essa é a notícia ruim. A boa notícia é que o cérebro é um órgão brilhante, que está sempre aprendendo e sempre se reconectando. Então, o que você assimilou com anos de hábitos alimentares ruins ou inapropriados, pode desfazer, reeducando-o em outro sentido.

Isso é exatamente o que este livro o ensinará a fazer. Ele vai ajudá-lo a reeducar o cérebro para se livrar da oscilação (ou desregulação) e impedir que você corra para a comida como solução de problemas. Vai ajudá-lo a estabelecer um equilíbrio que pode tornar mais fácil acionar os freios e impedir o constante consumo excessivo de comida. Um cérebro equilibrado faz com que você se sinta melhor quando está comendo de forma saudável. **Parece simples, e é.**

Siga o programa deste livro e você aprenderá a reconectar seu cérebro. Você o ensinará a ficar mais bem equilibrado e aprenderá novas reações às oscilações, de forma que, da próxima vez que você tiver o equivalente àquele joelho ralado, encontrará consolo e equilíbrio cerebral em algo diferente de um agrado doce de muitas calorias.

Eu disse que era simples, mas não disse que era fácil. Você está diante de alguns obstáculos árduos de ultrapassar, não somente no que se refere aos padrões alimentares que você teve durante muitos anos, mas também uma indústria alimentícia e um ambiente cultural que estimulam uma alimentação excessiva e inapropriada, e então, estabelecem a extrema magreza como ideal de beleza, especialmente para as mulheres.

Mas, uma vez que você entenda que a fonte de seu peso extra é uma oscilação no cérebro e que você pode endireitar essa oscilação através de um esforço consciente, terá meio caminho andado em direção ao seu objetivo de um peso saudável – e a um cérebro com o melhor desempenho em cada aspecto da sua vida.

Um cérebro em forma num corpo magro – pela neurociência

Faço esta promessa de mudança baseada em anos de pesquisa e treinamento de boa forma do cérebro que mudaram a vida de centenas de pacientes. Meu campo é a psicologia fisiológica com foco em distúrbios alimentares. Comecei meu trabalho com distúrbios alimentares na Faculdade de Medicina da Universidade de Illinois, no Departamento de Cirurgia, em meados dos anos 80; ali, eu me concentrei em estudar o papel do estresse, da atividade física e diferentes dietas em distúrbios gastrintestinais, incluindo o câncer. Levei os resultados desses estudos e pesquisa para o meu trabalho de ensino nos departamentos de cirurgia e psiquiatria da faculdade de medicina e para meu trabalho como diretora da clínica de distúrbios alimentares no Centro Médico da Universidade de Illinois em Chicago.

Ao longo dos anos, minha própria pesquisa e as fascinantes novas descobertas da neurociência – ou seja, o estudo do cérebro, da espinha dorsal e do sistema nervoso – tornaram-se a base para soluções práticas para combater a obesidade, o excesso de peso e outras condições causadas pela alimentação inadequada.

Fui estimulada especialmente por minhas recentes descobertas de pesquisa que mostram que não estamos fadados a viver com os cérebros que herdamos ou com os quais fomos criados. Nossos cérebros apresentam neuroplasticidade: são adaptáveis e podem ser reprogramados ao longo da vida por nossas experiências diárias. Eles não são "fixos, acabados e imutáveis", como o neuroanatomista Ramón Cajal disse em 1913. Em 1999, eu reuni tudo no Treinamento de Desempenho Ótimo (TDO), o programa que você conhecerá neste livro, e fundei a Brain Fitness, um centro para aplicação prática de ferramentas baseadas no cérebro para atingir a perda de peso. Em nossas clínicas em Chicago e arredores, o cérebro é o órgão-alvo – parte frontal e central – para indivíduos que buscam ajuda para regular alimentação e peso. Descobrimos que o trabalho de gerenciamento de peso é muito mais fácil quando o cérebro coopera e funciona de forma muito mais fluente.

Também pus essa pesquisa em operação em um plano de alimentação que combina o melhor de uma dieta no estilo do Mediterrâneo (eu disse que sou grega!) com as últimas descobertas neurocientíficas sobre alimentos que promovem a boa forma do cérebro. A dieta BrainMed, como eu chamo, também está incluída neste livro.

Evidentemente, os avanços na neurociência já deram origem a soluções "neuro" para tratar de todo tipo de lutas e desafios: depressão, atenção e foco, ou mesmo ciúme. A declaração de George W. Bush sobre os anos noventa como a "década do cérebro" trouxe essa parte da nossa anatomia para o foco principal. Existem livros e palestras e simpósios sobre neurocomputação, neurorreabilitação, neurolinguística, e até neuroacupuntura, sem falar nos tratados gerais sobre como ter um cérebro melhor para ter uma vida melhor. As agências entraram até mesmo no campo do *neuromarketing*: usar a natureza do cérebro para vender uma marca específica de sapatos de ginástica ou biscoitos de chocolate.

Mas, na arena da alimentação e do gerenciamento de peso, é a indústria alimentícia que fez o uso mais dramático das descobertas da neurociência, usando o que a ciência nos ensina sobre o cérebro para chegar a sua carteira (seu dinheiro) pela via do estômago.

Não é simplesmente que os fabricantes de alimentos querem que você coma o máximo possível; eles também querem que você coma o **máxi-**

mo de vezes possível. E, de forma rotineira, usam dados científicos para manipular seu cérebro para fazer com que você faça ambas as coisas. Eles o fazem em suas estratégias de *marketing*, e o fazem com aditivos que podem realmente afetar seu apetite e seus hábitos alimentares.

Um pouco desse *marketing* é bastante evidente. Se você assiste à televisão, é bombardeado pelos atraentes comerciais de comida voltados para a atividade crescente na parte irracional, emocional e inconsciente do cérebro conhecida como **sistema límbico**. É aí que os marketeiros de comida pegam você. Eles não querem que você aja racionalmente, de jeito nenhum; querem que você simplesmente reaja, inconscientemente e sem pensar. Então você pode estar completamente inconsciente, aparentemente sequer prestando atenção ao comercial, no entanto, subliminarmente, aquela imagem de TV cuidadosamente elaborada de um *sundae* de *brownie* (ou uma pessoa muito atraente saboreando um *sundae* de *brownie*) vai diretamente para a parte emocional do seu cérebro. De repente, quase como um dos cães de Pavlov, você está se dirigindo à geladeira ou despensa (ou correndo para o carro) para fazer o que quer que seja preciso para obter aquele sabor delicioso.

Algumas estratégias de *marketing* são camufladas. Da próxima vez que for ao seu supermercado, dê uma olhada nos produtos nas "esquinas" dos corredores. É ali que os gerentes dos supermercados preferem colocar os lanches calóricos com baixo valor nutricional e altas margens de lucro: batatas-fritas, biscoitos, bolos e similares. **E qual é o motivo?** Incontáveis estudos chegaram à conclusão de que nada vende tão bem quanto as comidas "das esquinas", especialmente aquelas colocadas ao nível do olhar.

Mas estratégias de *marketing* inteligentes baseadas em anos de pesquisa psicológica são apenas uma parte disso. Aditivos alimentares são o outro lado da moeda, e a indústria alimentícia é adepta de adicionar componentes aos seus produtos alimentares que nos fazem ficar ansiosos por certos alimentos e comer por causa dessa ânsia quando não estamos com fome.

Isso não é difícil de fazer. Como aprenderemos neste livro, o campo emergente da nutrigenômica mostra que nossos cérebros e mesmo o nosso DNA são, realmente, reconfigurados pelos alimentos que comemos. A comida pode ligar ou desligar genes e influenciar não somente seu peso e os alimentos dos quais você tem vontade, mas a saúde e a doença. Nós sabemos há muito tempo, por exemplo, que algumas pessoas que são expostas a uma dieta que é rica em gorduras, açúcar e calorias no início da sua vida tendem a se tornar permanentemente vulneráveis a estar com excesso de peso. E aprendemos, pelo menos em parte, por que isso é assim: de forma simples, aqueles tipos de alimentos realmente estimulam o crescimento de trilhas que conectam áreas do cérebro onde se formam os vícios. Alguns ingredientes de comidas podem realmente reconectar as trilhas do cérebro. Isto significa que seu desejo por essas comidas se origina nas mesmas áreas do cérebro em que está o desejo por substâncias que causam dependência como álcool ou drogas. Junto com a reconexão das trilhas surgem as mudanças comportamentais: entre elas, evitar atividade física e um desejo intenso de provar essas "comidas de conforto" ("Eu preciso comer isso agora!").

Então a indústria alimentícia pôs seus laboratórios para trabalhar com o objetivo de inventar aditivos manufaturados e combinar nutrientes de formas que podem ter efeitos semelhantes, produzindo ânsia por sabores específicos e comidas específicas. E mais, tentaram intensificar essas ânsias além de tudo que jamais foi experimentado pelo cérebro, de forma a tornar improvável que estas sejam contidas pela força de vontade, não importa o quão formidável ela seja. Os laboratórios têm tido um sucesso admirável, produzindo alimentos que contenham substâncias que realmente manipulam nosso futuro comportamento alimentar.

A ciência é neutra; como ela é usada – e quem faz uso dela – é que determina seu impacto. Não há nada ilegal no fato de os fabricantes de alimentos pagarem psicólogos para estudar o comportamento humano de consumidor, e é tão justo como qualquer outra coisa no amor ou na guerra. Mas esse uso da ciência pela indústria alimentícia tem sido, evidentemente, unilateral. Até agora!

O Programa de Treinamento de Desempenho Ótimo (TDO)

O Treinamento de Desempenho Ótimo (TDO) é um programa de exercícios para o cérebro que se concentra na perda de peso e funciona da mesma forma que qualquer bom programa de exercícios. Pense na esquiadora se preparando no outono para a primeira queda de neve. Ela começará com um condicionamento geral para entrar em boa forma global, depois se concentrará em exercícios que fortaleçam as pernas e melhorem o equilíbrio e estabilidade. De forma semelhante, os exercícios TDO são projetados para impulsionar o desempenho global do cérebro tendo também como alvo "músculos" específicos ou áreas que são especialmente importantes para a regulação da alimentação e do peso.

Você fará este tipo de treinamento nos três primeiros passos do programa TDO:

1. **Descobrir** – Você identificará e analisará sua própria oscilação pessoal e verá como ela afeta sua alimentação.
2. **Reestruturar** – Ao explorar de onde vem sua oscilação, você começará a olhar para a alimentação de uma forma totalmente nova. Essa estrutura recém-percebida lhe permitirá enfocar no que precisa mudar.
3. **Reeducar** – Você fará a "malhação" que levará seu cérebro ao desempenho ótimo, de forma que ele busque equilíbrio na vida saudável.

A mesma ciência que a indústria alimentícia usou para transformar seu cérebro num instrumento de ganho de peso é usada em TDO para transformar seu cérebro num instrumento de perda de peso. Você pode dizer que estamos lutando contra o inimigo com as próprias ferramentas do inimigo, usando a mesma base de dados das descobertas neurocientíficas para ajudar a frear o excesso de comida e garantir um peso saudável e administrável.

Como, talvez, o único programa de gerenciamento de peso com foco na reeducação e reequilíbrio do cérebro como primeiro passo para perder peso, o programa tem tido um sucesso impressionante. Quem conclui o TDO não perde peso simplesmente; ganha boa forma do cérebro que afeta cada aspecto de suas vidas, abrindo-lhes uma série de novas possibilidades.

Esse é o tipo de sucesso que eu quero trazer para uma audiência maior. Eu sei que, mesmo algumas semanas de treinamento podem minimizar a oscilação de seu cérebro e colocar você no caminho para um novo tipo de boa forma cerebral e perda de peso. Sua saúde e sua vida serão os vencedores. Afinal, ninguém sabe melhor que você que a ligação com a alimentação é como estar acorrentado à comida. Mas o cérebro que é a primeira causa de seu ganho de peso também é a coisa que pode libertá-lo do fardo opressor de estar acima do peso.

Seu cérebro é um "instrumento marcante", e está sob seu comando. Você está pronto para reeducá-lo e reconectá-lo, livrando-o da alimentação inapropriada, não saudável (e outras oscilações) em busca de um desempenho de ponta e uma perda de peso permanente? Vamos começar conhecendo esta ferramenta extraordinária de perda de peso que você possui.

PARTE 1

Descubra

1

Seu Cérebro
Uma introdução

Gina já não lembrava mais há quanto tempo tinha excesso de peso. Em seus próprios olhos, o peso a definia, e ela acreditava que isso limitava sua opções na vida. Como a maioria dos americanos acima do peso, ela fazia dieta (regularmente) para tentar emagrecer. Em cada dieta, ela perdia peso, mas ao longo do tempo, recuperava de volta, com alguns quilos a mais. O resultado foi que Gina se encontrava numa batalha de uma vida inteira, lutando contra si mesma para ganhar controle sobre seu peso. Ela não conseguia compensar nunca. Até que começou a seguir o programa descrito neste livro. Primeiro, ela identificou que parte do cérebro estava fazendo com que ganhasse peso. Depois, começou a reeducar o cérebro para fugir dos hábitos que lhe davam excesso de peso durante toda a vida para ganhar novos hábitos de alimentação saudável.

Claro que Gina perdeu o peso que queria perder. E, sim, isso lhe trouxe grande satisfação e melhorou sua vida em múltiplas maneiras. Mas a própria descrição de Gina dessa vida sempre pareceu particularmente instrutiva, porque o que ela menciona agora não são calorias, mas antes uma consciência: "Eu andava na minha própria rua e não a reconhecia. Era como se nunca tivesse visto essa rua antes. Percebi as árvores e as casas. Eu sabia que elas estavam ali antes, mas somente as havia percebido por um tipo diferente de consciência – um nível de consciência mais baixo. Percebi que eu nunca tinha visto, realmente, minha rua antes."

A mensagem de Gina não tem erro: mudar sua vida começa a mudar sua percepção, mas a percepção só pode mudar se você conseguir renovar seu cérebro. É por isso que a **perda de peso** é, primordialmente, um

jogo cerebral. Se você vai mudar seu corpo, deve começar mudando sua mente – literalmente. Isto é exatamente o que o programa deste livro o ajudará a fazer.

A alimentação no seu cérebro

Quando você pede um *sundae* de caramelo à meia-noite no McDonald's 24 horas, na verdade é a segunda vez que está pedindo. Seu cérebro pediu primeiro, e você obedeceu, vestindo um suéter por cima do pijama, pulando dentro do carro e correndo para o Mac.

Leve em conta a ressaca de comida na manhã seguinte ao Dia de Ação de Graças. **Lembra-se de como se sentiu?** Um pouco enjoado, um pouco tonto, talvez com pouca concentração: todos os sinais vitais do abuso de tolerância. No entanto, aposto dinheiro que você fez a mesma coisa no Dia de Ação de Graças anterior, e são grandes as chances de que você comerá demais novamente da próxima vez.

> Se você hoje está com excesso de peso, a culpa não é tanto do seu ato de lanchar quanto do seu telencéfalo.

Por quê? Quando se trata de comer, por que abusamos de comportamentos que são contra nosso melhor julgamento: comportamentos que sabemos que terminarão em nos fazer sentir como fracassados culpados? É verdade, ninguém nos força a esvaziar os pratos muito depois que estamos cheios ou sair da cama e nos transportar noite adentro por um sorvete, mas é impreciso supor que isso seja meramente uma falha moral. O fato é que, quando se trata de saciar um prazer de comida, o bom senso e o bom conhecimento saem pela janela. Isto porque quando se trata de comer, existe uma coisa que força um número excessivo de pessoas a comer inapropriadamente. Esta coisa é o cérebro.

Se você hoje está com excesso de peso, a culpa não é tanto do seu ato de lanchar quanto do seu telencéfalo – a parte do cérebro envolvida em ações conscientes, planejadas tais como uma alimentação saudável. Se o seu telencéfalo toma pistas de seu estômago com mais frequência que das necessidades do seu bom senso intencional, então provavelmente você se encontrará com excesso de peso. Olhando para as taxas galopantes de obesidade nos Estados Unidos da América (EUA) e em outros países do Ocidente, certamente parece que mais pessoas do que nunca estão escutando seus estômagos e o glutão dentro de suas cabeças do que a razão. Certamente, você está com excesso de peso porque come mais do que precisa, porque você provavelmente come os tipos de alimentos hipercalóricos que fazem aumentar o peso, e porque você possivelmente não se exercita tanto quanto deveria. Mas é seu cérebro que vem dando as cartas em tal comportamento o tempo todo. É seu cérebro que determina o que você quer comer, o quanto você comer, e com que frequência você come.

A indústria alimentícia sabe disso há anos. Tem contado com o que há de mais atual em pesquisas cerebrais para moldar a propaganda direcionada a fazer com que você anseie por alimentos específicos e coma porções maiores. Para simplificar, a indústria alimentícia tem feito uma bagunça com seu cérebro, e tem tido sucesso. Não há dúvidas de que essa propaganda é uma razão por que os americanos, em geral, vêm ganhando peso excessivamente nos últimos anos.

O que está acontecendo? Como podemos culpar nossos cérebros por nosso ganho de peso, por essa quase-epidemia nacional de excesso de peso não saudável, repugnante?

A comida de conforto do cérebro

Por um lado, a resposta é simples; por outro, é terrivelmente complexa. O que a torna complexa é que o cérebro, que é o cerne da questão, é um órgão surpreendentemente intricado que funciona de maneiras muitos complicadas e sofisticadas, mas também de maneiras que parecem simplistas e até mesmo bobas. Terei mais a dizer sobre isso mais tarde. Por ora, a resposta simples é esta.

O cérebro é responsável por regular o peso da mesma forma que é responsável por regular todos os sistemas e funções do corpo. Um cérebro que faz seu trabalho de regular o peso com desempenho de pico é um órgão estável, afinado que sempre luta para manter um equilíbrio confortável. Quando alguma coisa tira o cérebro do equilíbrio, ele automaticamente tenta restaurar o equilíbrio, compensando de alguma forma. Por várias razões que têm a ver com nosso histórico de evolução, a maneira preferida do cérebro de compensar isso é através da comida. Ele invoca o *sundae* de caramelo, e quando você percebe, já está fazendo o pedido.

O cérebro escolhe a comida como forma padrão de entrar em atividade para ajudar a se reequilibrar por bons motivos. O motivo mais evidente e profundamente codificado dentro de seu DNA é que a comida fornece um prazer instantâneo. O prazer de comer tem uma forma de aquietar o cérebro irrequieto, tanto quanto aquieta uma criança (ou um adulto) irrequieto. Seu propósito preciso é devolver um cérebro fora de forma ao equilíbrio que ele acha confortável. "Sinta-se melhor", seu cérebro exige, e, já que satisfazer uma de suas ânsias por comida é uma forma conhecida de fazer com que você se sinta feliz, seu cérebro, com efeito, mandará que você coma, independentemente de seu corpo exigir comida ou não.

Essa tendência simples e pré-configurada de usar a comida como uma ferramenta para recuperar o equilíbrio independentemente do tipo de problema que você tem torna-se ainda mais forte com as experiências da vida. Talvez seus pais usassem a comida para distraí-lo de um brinquedo que você não pudesse ter ou para acalmar as lágrimas que você derramava quando era rejeitado por um amigo. Casos específicos à parte, não é difícil ressaltar a comida como uma ferramenta de conforto; nós chegamos ao mundo com um cérebro já programado para nos dar indulgências.

Seu cérebro não está sendo mal-intencionado quando faz isso. Ele busca conforto e satisfação porque esses são os sentimentos que mantêm você numa posição estável na qual você pode ser bem sucedido. Então, se você está indo para a cama sentindo-se irrequieto e um pouco solitário, e você sente que não pode fazer nada para resolver esse problema, a imagem do *sundae* de caramelo pipoca na sua cabeça. Seu cérebro faz uma rápida avaliação. Vê que você está infeliz, vê como a imagem do *sundae* o agrada, e supõe que comer o *sundae* pode ajudá-lo a se sentir melhor. Então por que não dá-lo a você? Por que não atirar um pouco do prazer de comer no seu caminho para contrastar com seus sentimentos desagradáveis e recuperar o equilíbrio cerebral? Pense nisso como uma maneira de o cérebro ajudar você a se manter calmo e confortável quando você não está nada disso.

Ele faz o pedido. Você joga uma roupa por cima e dirige até o McDonald´s, onde você faz o pedido pela segunda vez. Você toma o *sundae* no estacionamento. Tem exatamente o sabor que você achava que teria. Está delicioso. Lembra sua infância. A doçura suaviza sua boca.

Mas em seguida acaba, e é aí que se instala o problema. O *sundae* acabou, o sentimento delicioso acabou, e você não somente volta para seu estado de irrequieto e solitário, mas na verdade se sente pior que nunca. Porque o que resta são um monte de calorias de que não lhe fariam falta e o reconhecimento de que você quebrou as regras. Você violou a regra número um da perda de peso, ao ceder. Você mostrou mais uma vez que **sofre de falta de força de vontade**, e sem a força de vontade, você nunca perderá peso. Você está fadado a ser gordo para sempre. A não ser que...

E se você pudesse ver dentro do cérebro e observar o processo que o levou a fugir como um ladrão no meio da noite atrás de um *sundae*? Melhor ainda, se você soubesse como ter uma reação diferente a sentir-se irrequieto e solitário, se soubesse como ver esses sentimentos de forma diferente e direcioná-los para outro caminho? Você ainda estaria caçando o *sundae*? Não, enfatize-se, não. Um cérebro equilibrado conduz a um estilo de vida no meio, confortável, satisfatório e produtivo; apresenta soluções práticas para resolver necessidades contínuas não satisfeitas. Não torna rotina substituir por comida uma solução para o desconforto emocional nem tem o hábito de forçá-lo a ânsias extremas que deixam você inchado, acima do peso e angustiado. É por esse motivo que alvejar o que está acontecendo no seu cérebro para fazer com que você coma da forma que come é a única abordagem verdadeiramente eficaz para o gerenciamento de peso. É verdade, você não pode olhar dentro do seu cérebro, ver o que parece estar fora do lugar e reajustá-lo. Mas você certamente pode aprender a reconhecer os sinais denunciadores para que possa ajustá-los.

Às vezes, seu cérebro alimentar é acionado por fatores genéticos ou condições médicas que danificam a capacidade do cérebro de regular o peso. No entanto, a maior parte do excesso de comida acontece por razões emocionais – para recuperar o equilíbrio interno. Independentemente do que esteja causando seu excesso de peso, um cérebro bem equilibrado lhe trará o mais próximo do que é um peso alcançável, saudável para suas circunstâncias particulares.

Dietas e o circuito cego

É rotina dos médicos dizer aos pacientes que observem seu nível de estresse, comecem a fazer exercícios e parem de comer comida não saudável. Com certeza, todos esses são comportamentos integrais que qualquer um de nós se beneficiaria de seguir, mas segui-los é absurdamente difícil quando tentados unicamente pela força de vontade. Se você algum dia começou uma dieta para perder peso, sabe precisamente o que quero dizer: a força da tentação quase sempre vence! A conclusão é simples: fazer dieta não pode ser o primeiro passo para perder peso; ajudar o cérebro a florescer deve anteceder a mudança comportamental da dieta, porque é o cérebro que regula nosso comportamento alimentar. Pense num carro que perdeu a capacidade de regular a forma como usa combustível. O motorista só pode ver o problema visível – ou seja, que ele está parando no posto de gasolina para abastecer o tanque com mais e mais frequência. O problema **real**, no entanto, é algo mais profundo, dentro do próprio motor – uma falha no uso eficiente do combustível. A solução é parar de abastecer o tanque? Não, é interferir primeiramente no nível do motor, direcionar o problema raiz e fazer o motor voltar a funcionar como estava projetado na fábrica. Uma vez que o motor funcionar como deveria, com toda a eficiência dinâmica originalmente montada nele, o motorista somente precisará reabastecer o tanque quando estiver realmente vazio.

> Fazer dieta não pode ser o primeiro passo para perder peso; ajudar o cérebro a florescer deve anteceder a mudança comportamental da dieta, porque é o cérebro que regula nosso comportamento alimentar.

Como a maioria das pessoas, você provavelmente pensa no ganho de peso em termos tradicionais, lineares:

Abuso de prazer = ganho de peso

Aparentemente simples e direta, esta visão, no entanto, é extremamente simplista, deixando pouco espaço para explorar outros fatores que possam agir sozinhos ou combinados para contribuir para o ganho de peso. Pior de tudo, como explicação, a fórmula é cientificamente imprecisa.

Todo esse tempo, você pensou que sua falta de poder de vontade estava impedindo que perdesse peso. **Quer saber de uma coisa?** Não é tão simples assim e não é totalmente culpa sua! Durante anos, a mensagem tem sido que, já que ninguém está forçando-o a comer, você carrega toda a responsabilidade de cortar calorias. Uma vez que o excesso de comida é a causa do seu excesso de peso, a conclusão lógica é que você limite o consumo de comida – para curar o ato de comer em excesso. Para realizar essa tarefa, você está equipado com um médico lançando alertas medonhos sobre o estado da sua saúde, alguns amigos oferecendo incentivo, e uma cópia da dieta do momento para perder peso. Essa explicação linear para o ganho de peso não deixa muito espaço para explorar as causas fundamentais dentro do corpo – e particularmente no cérebro – que operam nos bastidores para contribuir com a vontade, o excesso de comida e, inevitavelmente, o excesso de peso. Explicações lineares nos levam diretamente a tratamentos lineares, como as dietas. Explicações dinâmicas nos levam a tratamentos da pessoa por inteiro: sentimentos, estresse, pensamentos e saúde física. O programa TDO é um programa dinâmico de perda de peso que tem como alvo a boa forma do cérebro para estimular uma alimentação saudável.

Você já andou pelos corredores dos livros de dieta numa livraria? Redução de carboidratos, zero carboidrato, pouca gordura, muita gordura, somente arroz, pomelo, segredos franceses, os males da manteiga, os males do açúcar branco, blocos e pontos – é suficiente para mandá-lo para o corredor de auto-ajuda atrás de um livro sobre tomada de decisões. Se pelo menos um dos livros estiver certo, então por que todos os outros estão na prateleira? Como eles podem afirmar que oferecem o segredo de perder peso e se manter saudável?

Em 2008, os americanos gastaram quase 55 bilhões de dólares em programas de perda de peso. Se os dólares gastos equivalessem aos quilos perdidos, seríamos uma nação de esqueletos. Em vez disso, como já foi documentado repetidamente, estamos caminhando para uma **epidemia de obesidade** e uma gama de sintomas e doenças relacionadas a uma velocidade alarmante. Dois terços dos adultos americanos estão acima do peso, e metade estão obesos. Claramente, os métodos lineares de frear o aumento de peso não oferecem uma solução duradoura.

Outro motivo para o fracasso da dieta é o uso persistente de **resultados desejados**, como comer menos e exercitar-se mais, como **métodos** para perda de peso, e não como resultados desejados! Mas que métodos você usa para mudar seu sistema para que também possa se adaptar a esses comportamentos alimentares saudáveis? Certamente, as pessoas com peso saudável comem mais fibras, evitam comidas hipercalóricas, são ativas, e gerenciam o estresse, mas isso é porque seus **sistemas** tornam possível que elas comam e vivam dessa forma. A menos que você receba ajuda – métodos para reequilibrar seu sistema para que também possa ter esses comportamentos – está destinado a fracassar.

No entanto, até agora os programas de perda de peso vêm contando com diretrizes **"coma menos, exercite-se mais e relaxe"** como métodos para conseguir aqueles mesmos objetivos. E todos os dias, pessoas com excesso de peso lutam, diligentemente, para decretar esses objetivos, mas, uma vez que existe um elo perdido entre as ferramentas para alcançar os objetivos e o resultado desejado, eles entram num **circuito cego**: estão tentando alcançar um objetivo usando apenas suas observações sobre o que aquele objetivo parece ser, sem saber como mudar o comportamento.

> Estudos têm mostrado, repetidamente, que fazer dieta não é páreo para as forças psicológicas que se arrastam no seu cérebro. Seria como pedir que um rebocador puxasse o Titanic, que estava afundando rapidamente, para deixá-lo em segurança: bem-intencionado, mas com uma carência enorme de ferramentas apropriadas.

A cada segundo, seu cérebro produz bilhões de operações, todas projetadas para manter você saudável e próspero. Além de regular suas emoções e seu comportamento, ele também é a chave para a regulação química e hormonal do seu metabolismo. Isso significa que é biologicamente sensível a todos os estímulos internos e externos: sua condição médica, uma noite mal dormida, uma briga com seu marido ou esposa. O cérebro recebe insumo em centenas de formas de milhares de fontes e deve processar todas elas. Então, se você está se sentindo para baixo, dormiu mal e acabou de brigar com seu marido ou esposa, tem grandes chances de sair da sua dieta hoje mesmo. Seu cérebro está recebendo estímulo demais; no que diz respeito à alimentação, a tendência é se render.

Na verdade, estudos têm mostrado, repetidamente, que fazer dieta não é páreo para as forças psicológicas que se arrastam no seu cérebro. Seria como pedir que um rebocador puxasse o Titanic, que estava afundando rapidamente, para deixá-lo em segurança: bem-intencionado, mas com uma carência enorme de ferramentas apropriadas. Isso, sem dúvida, é o motivo por que as pesquisas mostram, consistentemente, que a maioria das pessoas perdem pouco peso, quando perdem, em dietas, e, ainda mais triste, que 92% dos que alcançam seu peso-alvo irão recuperá-lo (e mais algum) em cinco anos.

As evidências são dramaticamente claras de que a ferramenta apropriada para perda de peso não é a próxima dieta. Não, para perder peso de forma bem-sucedida e permanente, indivíduos acima do peso precisam começar pelo cérebro.

Sua ferramenta mais poderosa de perda de peso: o cérebro

Seu cérebro é um órgão fantástico. Primeiramente, vou lhe dar uma ideia geral dos diferentes deveres das diferentes partes do cérebro. No capítulo 2, você aprenderá alguns fatos surpreendentes sobre que partes do cérebro têm um papel direto nos seus hábitos alimentares. Já foi dito que se você fosse tomar nossa história cósmica de 15 bilhões de anos e comprimi-las em um ano, a existência humana relativa àquele tempo seriam meras dez horas. Mas não se engane. Aquelas dez horas curtas foram, para dizer o mínimo, prolíficas e produtivas para nossa espécie. Progredimos de um mero feixe de energia potencial para um sistema nervoso central que cresceu em formas poderosas, complexas e dinâmicas demais para impulsionar um mero tecido no brilho da consciência. Graças aos nossos cérebros, temos consciência de nós mesmos, e podemos imaginar, refletir e pensar antes de comer. Pelo menos em teoria.

Esse milagre de um quilo e meio de peso, o **cérebro**, é feito de mais ou menos 100 bilhões de células interconectadas, ou neurônios. Os neurônios "conversam" um com o outro formando conexões ou redes. Você é capaz de formar mais de um trilhão de conexões! Quanto mais conexões, mais rápido, mais criativo e mais complexo é o seu pensamento e mais eficientes serão suas ações. Sem dúvida, um cérebro saudável é tudo de que você precisa para prosperar no mundo; por isso já se disse: "**Onde há mente, há um tesouro.**"

Você pode pensar no seu cérebro como um órgão único, unificado, mas não é. Com frequência, as palavras **cérebro** e **mente** são usadas de forma intercambiável, embora não signifiquem a mesma coisa. Na verdade, muito do que pensamos como sendo a mente está localizado na camada externa do cérebro: o **córtex cerebral**. O restante do cérebro é ocupado com funções básicas e vegetativas e formas mais arcaicas de ver e interpretar o mundo à nossa volta.

O cérebro é dividido em duas metades, ou hemisférios: um direito e um esquerdo. Cada metade tem valor igual e adiciona dimensões diferentes que nos informam o que está realmente "lá fora". Também é dividido em camadas que correspondem a diferentes funções: na parte inferior, temos a parte posterior do cérebro, também conhecida como **cérebro visceral**; seguida pelo mesencéfalo, ou **cérebro comportamental**; e no topo, o cérebro frontal superior, também conhecido como **cérebro reflexivo**. Os neurocientistas usam as divisões porque eles melhor explicam o comportamento, como a saga do *sundae* de caramelo.

Quanto mais velho o tecido cerebral, mais inferior sua localização e mais simples seu funcionamento. Isso se deve a que o primeiro nível (cérebro visceral), no passado, foi – milhões de anos atrás – o *top* de linha, o mais atual e mais maravilhoso do que a humanidade tinha. Pouco tempo depois, o meio ambiente exigiu que fizéssemos mais e mais adaptações para novas e prementes necessidades que tínhamos à frente. O cérebro reagiu graciosamente. Mas aqui está o atrito: em vez de começar do zero como que demolindo uma casa, ele construiu um novo tecido em cima do antigo. Quando as necessidades de nossos ancestrais mudaram, o tecido do mesencéfalo (cérebro comportamental) foi adicionado para manejar aquelas necessidades, e quando suas necessidades mudaram novamente, o cérebro anterior (cérebro reflexivo)

Figura 1-1

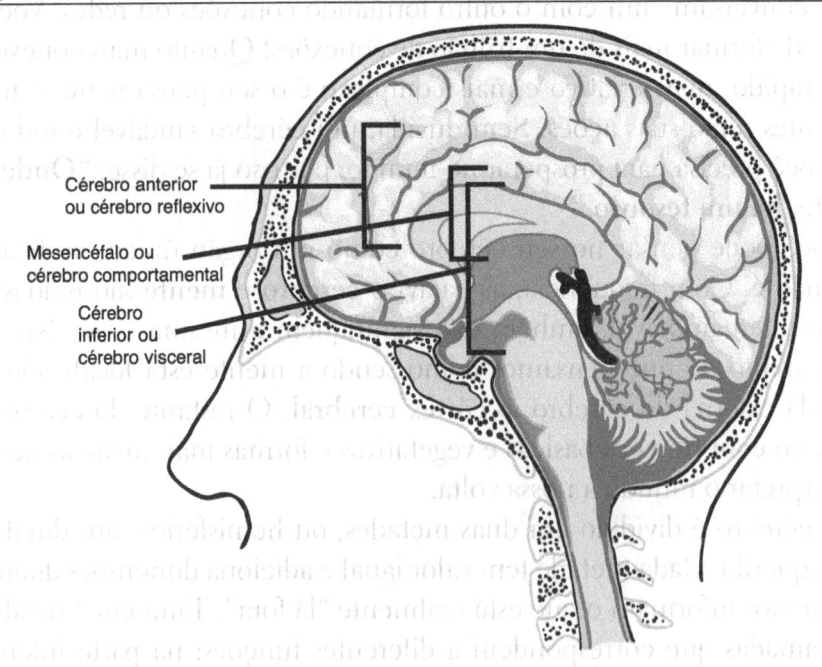

Corte do cérebro ao meio, mostrando áreas que correspondem mais ou menos aos componentes reflexivo, comportamental e visceral de nossas ações.

nasceu. O cérebro reflexivo abriga nossos grandes lóbulos frontais – os motivos por que ficamos de pé (ou o resultado de ficar de pé), inventamos a roda, e temos testas grandes, protuberantes.

Como você pode ver, a capacidade do cérebro de mudar e crescer de acordo com as exigências impostas a ele pelo ambiente, conhecidos como sua plasticidade, está aí há quase tanto tempo quanto os seres humanos. Felizmente, o cérebro retém sua qualidade plástica (adaptável), de forma que as mudanças nas suas experiências diárias podem resultar em mudanças dentro do seu cérebro.

Vamos ver se as três camadas – visceral, comportamental e reflexiva – são boas vizinhas. Elas se comunicam bem umas com as outras? Tenha em mente que, como bons vizinhos, quanto mais conexões e comunicação fluida e livre exista entre esses três níveis, mais saudável é o seu cérebro e mais prováveis as chances de que sua vida seja confortável e equilibrada.

O cérebro visceral

O cérebro visceral é totalmente inconsciente. Alguns dos comportamentos mais espertos e tortuosos se escondem aqui: reações profundas, raiva, inveja, agressão e competitividade. Você pode querer se livrar dessas qualidades em você mesmo, mas, antes de fazê-lo, lembre-se que esses elementos emocionais centrais nos ajudaram a sobreviver ao longo dos séculos. O cérebro visceral não é extremamente sofisticado, mas tem suas artimanhas. De que outra forma você reconheceria um mentiroso, teria um frio na barriga ou um pressentimento? Você pode detectar perigo, armazenar suprimentos, mergulhar em gratificação imediata, e ter uma inclinação para o pessimismo – todos esforços para ficar à frente no jogo. O cérebro visceral é o lugar onde nossos instintos, premonições, esperanças, e aquele terrível senso de fatalidade se originam.

Talvez ainda mais intenso seja o fato de que essa parte do cérebro nos forneça um registro mental de a quem e a que estamos emocionalmente apegados. Ele rastreia os alimentos, bem como as pessoas de que você gostava quando era criança. Você pode não ter consciência de por que você tem uma leve queda por cachorro quente enrolado em bacon, mas o cérebro visceral se lembra que você os comia quando caminhava com seu pai.

O cérebro visceral é o local que os filósofos e teólogos chamaram de "as paixões". Os neurocientistas localizam o cérebro emocional, ou sistema límbico, dentro dele. As principais estruturas que regulam a fome, tais como o hipotálamo, e a alimentação emocional, tais como a amígdala cerebral, o núcleo caudal e o hipocampo são parte do componente primitivo das ações humanas. Eles nos fornecem nossos gostos e desgostos pré-instalados, ou influência **de baixo para cima** sobre nossas ações. Se você queria tachar seu aumento de peso em outra pessoa, este deve ser o lugar. Freud o chamava de *id* – um lugar que denota necessidades intensas e repentinas, que exigem gratificação imediata: o medo de altura ou de cobras, o prazer intenso que temos com comidas e cheiros doces.

O cérebro inferior, basicamente, é o "Come-Come". É, também, o ponto de entrada para seu estômago, bem como para sua carteira para os neuromarqueteiros. O efeito "nham" da comida é capturado pelo cérebro visceral, e o que essa parte do cérebro vê, ela quer! Os marqueteiros de comida exploram essa parte da sua natureza, raramente fornecendo informações efetivas sobre os alimentos que estão promovendo. Usam o insumo sensorial para manter você no nível visceral. Eles sabem que, se fossem apresentar as imagens e mensagens de comida de forma diferente (por exemplo, simplesmente fornecendo os dados nutricionais), você automaticamente se deslocaria da área visceral para a área racional do seu córtex cerebral. E sabem que, se você usar a parte racional, a mais alta do cérebro, pode fincar os pés e dispensar os produtos deles.

O cérebro comportamental

Encaixado no meio do cérebro superior e inferior está o cérebro comportamental. Como o cérebro visceral, ele é principalmente inconsciente ou automático, mas pode se tornar consciente se necessário, e por isso podemos dirigir para o trabalho sem estar realmente conscientes de cada etapa do processo. As ações que, finalmente, escolhemos em nossa vida diária se originam no cérebro comportamental. Os filósofos chamam a isso a parte "prática" da nossa natureza; Freud chamou de **ego**. O cérebro comportamental está preso num ato perpétuo de equilíbrio: reconciliar as forças cegas das exigências do cérebro visceral e os altos ideais do cérebro superior do que devemos fazer. O cérebro comportamental permite o uso do bom senso. Não é fácil de prever; seu talento está em forças reconciliadoras dentro do cérebro e em tomar uma decisão baseada num contexto externo. Ele pode sentir algumas pressões do cérebro inferior para satisfazer algum tipo de paixão, mas pode se segurar por tempo suficiente para deixar o cérebro superior dar sua palavra. Por causa de sua localização e conexões com o cérebro superior, pode obter insumo sobre a comida em questão. É calórica demais? Se for, existe um substituto que satisfará as forças viscerais? O cérebro comportamental pode alcançar uma base média, e você pode acabar tomando um iogurte de baunilha de reduzido teor de gordura em vez do sorvete. Não são os lampejos de êxtase que você estava esperando, talvez, mas os demônios estão detidos. Até a próxima vez.

O cérebro reflexivo

A divisão final, e talvez o componente mais humano de nossas ações, é o cérebro reflexivo. Os filósofos e teólogos chamam-no de a porção "teórica", ou ideal, de nossas ações. Freud chamou-o de *superego*. Como o nome sugere, essa parte de nossa natureza nos permite refletir quem nós somos. Podemos até mesmo refletir sobre nós mesmos refletindo! Podemos ligar o passado ao presente; tentamos prever e alterar o futuro. É o solucionador de problemas super-carregado, sempre ligado, plenamente consciente, e todo o seu serviço é ser nosso guia e conselheiro interior.

O cérebro reflexivo tem conexões com o cérebro comportamental, mas pode ter um desempenho separado. Precisa estar capaz de desconectar-se do cérebro comportamental para analisar, conscientemente, a ação decisiva. O cérebro reflexivo engloba o poderoso córtex cerebral, a camada externa do cérebro, bem como os lóbulos frontal e pré-frontal – os freios do cérebro. É o cérebro reflexivo que pode adiar a gratificação e postergar qualquer ação até que todas as opções sejam exploradas.

O pensamento do cérebro reflexivo também é conhecido como pensamento de baixo para baixo. Por exemplo, quando você assiste a um comercial de comida, o cérebro reflexivo detém a informação e a distribui a diferentes partes de nosso pensamento e memória. Anota a comida e compara-a com nossas memórias para determinar se ela é familiar ou desejável. Contrasta a comida com nosso conhecimento de calorias, carboidratos e gordura. Leva em consideração o peso atual e os objetivos da dieta. Faz isso com a mesma velocidade com que seu reconhecimento e reação ocorrem, talvez até mais rápido. Você somente precisa de uma anotação familiar de um *jingle* para despertar todo um acesso de emoções e possibilidades onde não existia nenhuma anteriormente.

A parte reflexiva do cérebro é responsável por dar uma lição a você. Essas lições não são nada mais que sua tentativa de compensar o cérebro comportamental. "Que aparência você vai ter se comer aquela comida? E quanto a sua dieta? E a sua promessa? E aquele vestido?"

Isso pode parecer desanimador às vezes, mas, concentrando-se em fatos sobre o alimento que você está prestes a comer, você pode manter o cérebro (não a boca) no comando de suas escolhas alimentares.

O equilíbrio das tensões

Por que pessoas boas fazem coisas ruins? Por que nossas ações às vezes são para nossa própria derrota? Você tem intenção de comer um sanduíche de peru, mas no final come um hambúrguer, batatas fritas e um sorvete cremoso. Se você, com frequência, suspeitou que algumas de nossas ações são estranhas a você, agora sabe por quê. Graças a sua natureza diversificada, partes fragmentadas suas estão empurrando para direções diferentes. O comportamento é uma questão de equilibrar os três componentes. Partes diferentes de nosso cérebro empurram para direções diferentes. Seja qual for o segmento que exerça maior energia, é quem vence. Você é a "marionete" que completa seus comandos.

Todas as três partes do cérebro determinam nosso comportamento, inclusive o comportamento alimentar: o desejo de comida é equilibrado por informação nutricional e a consciência da saúde futura e objetivos de peso. Dificuldade de comer, assim como outras áreas problemáticas de nossas vidas, originam-se de um desequilíbrio entre esses três componentes, ou uma tensão entre eles.

Idealmente, todos os elementos do cérebro trabalham juntos para manter a energia combinada fluindo em equilíbrio. Manter todos os sistemas do cérebro dentro de um determinado nível de energia relativo um ao outro é essencial: desequilibrados, eles sem dúvida funcionarão mal. Sua cabeça não vai girar e suas orelhas não soltarão faíscas, mas o mau funcionamento do cérebro pode causar fendas que, posteriormente, terão que ser compensadas, como os *bugs* (erros) de um sistema de computador. De fato, neste sentido, o cérebro é realmente igual a um *drive* de computador fragmentado; onde os dados estão embaralhados, ele não rodará com a mesma rapidez que outro que tenha sido otimizado ou desfragmentado.

Você desfragmenta o computador para romper blocos de memória em pedaços menores e mais poderosos que são mais fáceis de acessar. Solucionar os *bugs* do cérebro, da mesma forma, otimizará a forma com que você consegue usar a energia do seu cérebro.

Parabéns! Agora você sabe o suficiente sobre o cérebro para impressionar os amigos. Você também deve estar se sentindo bastante otimista. Não é sua falta de força de vontade que está impedindo que você perca peso. Nenhuma força de vontade consegue combater as forças do cérebro que o incitam a comer em excesso... pelo menos não de maneira consistente. Em algum momento, seu cérebro foi lapidado e manipulado por todos os tipos de coisas de forma que suas dietas estavam fadadas ao fracasso.

Agora vamos descobrir em que tipo de forma o seu cérebro está.

2

O Primeiro Passo

Descubra seu cérebro alimentar e encontre sua oscilação

Os mecanismos responsáveis por regular o apetite e manter um peso corporal normal estão localizados no cérebro. O aumento de peso é um sinal de que esses mecanismos estão prejudicados ou fora de equilíbrio. Uma vez que o cérebro é um sistema dinâmico, um desequilíbrio em uma área essencial como a regulação do peso corporal raramente é um sintoma isolado; é mais provável que outras áreas do cérebro também estejam passando por turbulência ou oscilações. Mais adiante neste capítulo, você terá a possibilidade de determinar se seu cérebro está passando por turbulência fazendo o **"teste de oscilação"**.

O cérebro alimentar

Chamo de "cérebro alimentar": o conjunto de estruturas e processos, acionamentos e mecanismos do cérebro que regulam nosso modo de alimentação – com que frequência buscamos comida, que alimentos achamos atraentes e a quantidade de comida que ingerimos. O cérebro alimentar tem seu próprio esquema: passagens secretas, ruas sem saída, sinais ludibriadores, e felizmente, algumas placas de sinalização bem úteis. A arquitetura singular de nosso cérebro de alimentação desenvolveu a forma que tem devido a múltiplos fatores – genética, pressões ambientais, até mesmo tendências pessoais.

É impossível desenhar um diagrama que mostre cada área e mecanismo do cérebro alimentar, pois existe uma quantidade enorme de elos perdidos. No entanto, existem alguns componentes essenciais. Vários desses controles alimentares são parte do sistema límbico localizado no mesencéfalo: o hipotálamo, a amígdala, a ínsula e o hipocampo. Mas a saciedade e os comportamentos alimentares são mediados por uma gama de outras redes, que incluem o córtex temporal, o cerebelo, giro cingulado e o núcleo acumbente.

Quando essas áreas límbicas e viscerais são ativadas, o desejo de comida entra em cena – você quer comer alguma coisa –, mas, para realmente formar um plano bem-sucedido que levará ao ato de comer, o cérebro visceral deve contar com o cérebro reflexivo. Não surpreende, então, que o cérebro visceral tenha fortes conexões e conte com a ajuda de estruturas localizadas mais acima, como o lóbulo frontal e o córtex pré-frontal, bem como o núcleo caudal e os gânglios basais, que estão associados com o seu ato de levantar-e-ir, ou o movimento motor.

Os locais das partes do cérebro alimentar são de vital importância, porque a atividade desses locais, finalmente, determina a alimentação e o peso. Significa que seu comportamento alimentar é o resultado do cérebro emocional (sistema límbico), suas necessidades biológicas de energia (hipotálamo), e bom senso (lóbulo frontal e córtex pré-frontal). Em outras palavras, sua alimentação é decidida pelo trabalho feito nos três níveis cerebrais que discutimos no capítulo 1: a parte visceral, dirigida pelo prazer, e a parte reflexiva, lógica. O que você come e o quanto depende do equilíbrio de forças entre seu pensamento "de cima para baixo" e "de baixo para cima", um trabalho para o cérebro comportamental. Quando vence o pensamento de baixo para cima, lá vai você tomar um *sundae* de caramelo, e quando prevalece o pensamento de cima para baixo, você fica confortável na sua cadeira. Fazer com que as áreas motoras do cérebro se envolvam no esquema alimentar é somente uma forma de tirar você da cadeira e levar até a fonte de comida mais próxima.

Numerosas áreas do cérebro estão envolvidas no excesso de comida, mas quatro podem ser identificadas prontamente, porque deixam um sinal denunciador em seus padrões específicos de excesso de comida.

O córtex pré-frontal
Como em quase toda estrutura cerebral, você tem dois: esquerdo e direito. O córtex pré-frontal está localizado acima das suas sobrancelhas e termina mais ou menos acima de suas orelhas. Forma a ponta do lóbulo frontal e é parte do cérebro reflexivo – o mais recente e o maior em tecido cerebral.

O córtex pré-frontal ajuda você a postergar a gratificação. Um córtex pré-frontal poderoso é algo obrigatório para dispensar repetições ou desviar-se da mesa de sobremesa. Pense nele como um equivalente do cérebro ao sistema de frenagem. A capacidade humana de postergar a gratificação ou inibir algo que se deseja fica primariamente com o lóbulo frontal e o córtex pré-frontal. Se, por qualquer motivo, esta área está subativa, os freios do cérebro estão inertes. Você pode acabar agindo impulsivamente e adotar comportamentos de autoderrota ou comportamentos de cérebro preguiçoso.

> O córtex pré-frontal ajuda você a postergar a gratificação. Um córtex pré-frontal poderoso é algo obrigatório para dispensar repetições ou desviar-se da mesa de sobremesa.

Mas você pode ter um freio cerebral firme e amplo e ainda se comportar e comer impulsivamente. Isso porque o córtex pré-frontal está conectado ao cérebro visceral, onde reside o cérebro emocional. Um freio cerebral bem alinhado pode não conseguir combater as forças do cérebro visceral se suas emoções são intensas ou inflamadas. Mesmo os melhores freios ficam sobrecarregados pelas forças intensas da paixão.

O sistema límbico

O sistema límbico é a sede dos desejos e da paixão. Desempenha um papel enorme na alimentação emocional e não planejada. Afinal, é parte do cérebro visceral, sede de desejos, paixões, e do Come-Come que diz: "Eu quero agora!" Está localizado aproximadamente no centro do cérebro e é um nome coletivo para um grupo de estruturas; as essenciais entre elas são: hipotálamo, hipocampo, amígdala e tálamo. O sistema límbico controla o apetite, o impulso sexual, a diversão, agressão (amígdala), memórias emocionais (hipocampo), sono (tálamo) e cheiro. Também define o tom dos filtros emocionais: positivo ou negativo do cérebro – se tendemos a ver o copo como meio cheio ou meio vazio – e ajuda a nos ligar a outra pessoa, mãe e filhos, ou parceiros sexuais/românticos. Com tantas funções essenciais em seu comando e uma forte conexão com o hipotálamo, o córtex pré-frontal e o lóbulo frontal, não é de se espantar que um sistema límbico saudável seja vital para manter um peso saudável.

Existe mais uma qualidade peculiar sobre esse sistema: ele vê suas necessidades como intercambiáveis. Isso parece simples, mas realmente tem consequências de longo alcance para seu peso. Qualquer necessidade não satisfeita pode ser preenchida pela alimentação. Na linguagem cerebral, sua irritação, tristeza, decepções crônicas com trabalho ou família, e memórias de infância dolorosas são traduzidas em uma mensagem: a necessidade de um provimento adequado de dopamina, serotonina e epinefrina (neurotransmissores ou neuroquímicos). As emoções residem no sistema límbico, e esse sistema usa esses neurotransmissores para equilibrar seu estado de espírito e manter você confortável. Se, por exemplo, você estiver tendo um dia ruim, essa parte do cérebro busca uma forma de fazer com que se sinta bem, estimulando os neuroquímicos necessários. Isso, com frequência, é **igual a comer**. Mas o cérebro, mesmo o cérebro visceral, que contém o sistema límbico, só lança mão da tática do "despir um santo para vestir outro" quando já se esgotaram as opções. Se ele não consegue encontrar soluções eficientes para ajudar você a ir adiante profissionalmente, não pode ignorar sua depressão e frustração, então ele usa o padrão, comendo comidas de conforto que fornecem neurotransmissores rapidamente.

> O sistema límbico é a sede dos desejos e da paixão. Desempenha um papel enorme na alimentação emocional e não planejada.

O sistema límbico quer recuperar o equilíbrio, para fazer com que você se sinta bem. Se ele tenta, tenta, mas não consegue, ele faz o que você faz com seu filho de mau humor – "Venha, coma alguma coisa". Com o tempo, isso se transforma em muitos quilos extras.

Os gânglios basais
Os gânglios basais são um grupo de estruturas associadas principalmente com o movimento. Localizados numa parte profunda do cérebro, controlam nossa reação física à ansiedade. Uma estrutura, o núcleo caudal, está especialmente associado aos sinais físicos de estresse e ansiedade, tais como tremores e espasmos. Os desequilíbrios neuroquímicos causados pela ansiedade ou qualquer baque emocional podem acionar ânsias e excesso de comida como forma de alívio e compensação para as diminuições de prazer.

O giro cingulado
Essa área opera junto com a parte superior média do cérebro. Pense nela como a alavanca de câmbio do cérebro. Para trabalhar com suavidade e

comodidade, o cérebro deve trocar as marchas de acordo com a tarefa em mãos. Se você está conferindo o talão de cheques, ele passa para a marcha da atenção, mas se você está descansando após um longo dia, ele deve passar para uma marcha mais baixa, de relaxamento. O giro cingulado é o mecanismo do cérebro para passar marchas de uma atividade a outra. O que acontece se o seu cérebro fica emperrado, se o giro cingulado dá um defeito e usa uma única marcha com demasiada frequência? Seu comportamento fica emperrado. Se você está emperrado em preocupações repetitivas, suas vontades e sua alimentação são afetadas. Mas o giro cingulado influencia a alimentação de outra forma: cria circuitos rígidos, fortes que conectam a alimentação com determinadas atividades, como dirigir.

Uma vez que tudo que afeta a alimentação tem que fazê-lo via hipotálamo, vamos aprender um pouco mais sobre ele.

O hipotálamo
Descobertas de pesquisas mostram, de forma consistente, que o hipotálamo é o a **figura principal** quando se trata de alimentação. Sua função é regular o processo metabólico, por isso está bastante conectado às contínuas necessidades de energia do corpo. Quando ele sente que as exigências nutricionais do corpo estão em baixa, ele sinaliza por comida, e, porque está conectado com o sistema de recompensa do cérebro, memória e sistema motor, pode fazer com que você se mova mais rapidamente. O hipotálamo tem fortes conexões com as outras estruturas no sistema límbico. Graças a essas redes – as rodovias cerebrais – seu cérebro pode intercambiar períodos de baixa em qualquer necessidade emocional com a alimentação (falaremos mais sobre essa estranha tendência do cérebro mais adiante neste capítulo). Quem neste planeta nunca comeu somente para sentir um pequeno prazer ou para curar um coração partido? Pode parecer que os dois não estão relacionados, mas se você pudesse olhar dentro de um cérebro em ação, veria as poderosas rodovias que permitem que ele faça isso com facilidade – e com frequência.

O arco do prazer
Sabemos, por estudos que rastreiam os neurônios do cérebro que o hipotálamo recebe insumo da amígdala, do hipocampo, da ínsula e do núcleo

caudal para impulsionar o ato de comer. Esse quarteto também está envolvido no prazer de comer; o motivo pelo qual continuamos comendo para satisfazer nosso desejo, mais que nossas necessidades nutricionais. Não é coincidência que essas mesmas áreas que conduzem o desejo por drogas, sapatos de grife, ou reprises intermináveis de *Família Soprano*. Essas descobertas sugerem que, para controlar sua alimentação, você deve investir tempo e esforço para aumentar o prazer e satisfação em sua vida cotidiana com experiências não-alimentares. Indo mais além, essas descobertas sugerem que, quando se trata de comer, alguns de vocês ganhariam em olhar para vocês mesmos como viciados em recuperação. Como tal, você pode achar mais fácil se abster de certos alimentos de uma vez, em vez de tentar limitar os alimentos nos quais você se sinta "viciado".

A conexão dopamina

Fortalecendo ainda mais a conexão entre prazer e comida, pesquisas mostram que a comida ativa o sistema de recompensa do cérebro, que, em troca, libera **dopamina**, uma substância para "**sentir-se bem**". A dopamina é um dos diversos neurotransmissores secretados em células especializadas dentro do cérebro. Especificamente, a comida ativa os caminhos que correm do mesencéfalo até o núcleo acumbente. Quando as fibras nesses caminhos são acionadas, a dopamina é liberada. Isso é o que acontece quando você recebe o "nham" – a investida por um pedaço de chocolate derretendo na boca.

> Para controlar sua alimentação, você deve investir tempo e esforço para aumentar o prazer e satisfação em sua vida cotidiana com experiências não-alimentares.

Isso posto, você pode estar pensando que comedores compulsivos ou farristas têm mais dopamina flutuando no cérebro que aqueles que não têm o hábito de comer demais, mas não parece ser o caso. Usando uma técnica de imagem do cérebro conhecida como tomografia por emissão de pósitrons, ou PET, pesquisadores encontraram uma forte correlação entre a dopamina e o **índice de massa corporal** (IMC), ainda que na direção "errada": quanto mais excesso de peso a pessoa tem, mais baixos os níveis de dopamina. **Qual é a história?** Parece que todo aquele excesso de comida inicialmente leva a um excesso de dopamina.

Mas, como você sabe, o cérebro busca o equilíbrio acima de tudo, então ele tem que encontrar uma forma de diminuir os altos níveis de dopamina trazidos com o excesso de comida. Ele conta com mecanismos que desligam os sistemas quando eles habitualmente produzem um excesso de qualquer coisa; esses mecanismos limitam a superabundância de dopamina. O resultado é uma atividade observadamente menor de dopamina nas áreas de recompensa de cérebros de comedores compulsivos que nos de comedores não-compulsivos.

Isso tem implicações tremendas. Baixa quantidade de dopamina significa que muitas pessoas com excesso de peso estão por aí, experimentando significativamente menos prazer na vida cotidiana do que precisam para sentir-se calmos e cômodos. Então o cérebro faz o que pode para compensar um pouco de dopamina. Já que comer é um método fácil de fornecimento de dopamina e está disponível praticamente a qualquer momento, torna-se a principal fonte desse componente químico no cérebro. Idealmente, claro, o prazer deve vir tanto da alimentação como das atividades não-alimentares: soltar pipa, receber uma promoção, resolver as palavras-cruzadas diárias e comer um *sundae* de caramelo. Mas o cérebro já foi treinado pela mera repetição a buscar comida quando precisa de uma dose rápida de dopamina, de forma que o ciclo vicioso começa todo outra vez.

Mas não termina aí. O cérebro usa a investida por dopamina que vem de comer certos alimentos por mais uma razão: para equilibrar desequilíbrios internos em várias funções. Também conhecido como oscilação, ou turbulência, o ato de comer, na verdade a dopamina que resulta do ato de comer, é usada como um remendo temporário, não como uma solução real para consertar o que quer que esteja causando o desequilíbrio.

Que fique assegurado que o cérebro não se serve da compensação de dopamina toda vez que tem uma lombada na estrada, senão seríamos todos viciados em dopamina! A primeira reação do cérebro é encontrar soluções reais para aliviar a oscilação e recuperar o equilíbrio. Para esse fim, ele pode trocar a atividade de um local para outro, alterar as quantidades de neuroquímicos que são liberados por diferentes locais, até mesmo construir novas redes, todas em um esforço para aliviar seu desconforto como solidão, fadiga, rejeição, e falta de perspectiva. Nesse caso, a compensação de dopamina é usada como o último refúgio para evitar que você se sinta incômodo por muito tempo.

O ato de comer em excesso em sua mente

Tudo começa a sacudir num ciclo infeliz de cilada. Estudos cada vez mais esclarecem que a qualidade do alimento que comemos afeta a essência de nossa biologia central. Seria surpreendente se não o fizesse. Afinal, nossos pulmões ficam irritados quando respiramos o ar cheio de fumaça, nossos olhos ardem quando uma gota furtiva de suco de limão é esguichada dentro deles. Então por que as substâncias que mandamos para dentro das partes mais viscerais de nosso sistema não interagiriam com nossos corpos da mesma maneira?

A resposta é que eles interagem de formas significativas. Um novo campo de pesquisa chamado nutrigenômica diz que nossos hábitos alimentares – o quanto comemos e com que frequência – pode reconectar nossos circuitos cerebrais, às vezes em questão de horas, reconfigurando nosso DNA. Certos alimentos podem ligar ou desligar genes, o que pode aumentar ou diminuir qualquer atividade pelas quais esses genes forem responsáveis. O excesso ou a carência dessas substâncias químicas que os genes produzem determina o que comemos, quanto, e com que frequência. Essas descobertas atiram pela janela as explicações lineares para o aumento de peso e as dietas. Não consigo imaginar que alguém possa apresentar força de vontade suficiente para lutar contra seu próprio DNA.

> O excesso de peso pode realmente ofuscar os sentidos; arruinar a cognição; e nos privar da motivação que nos move a ser curiosos, inteligentes, criativos e zelosos.

Claramente, a menos que você sufoque seu cérebro alimentar para que ele opte por uma alimentação saudável, você continuará a ansiar por comidas não saudáveis. Uma vez dentro de você, esses alimentos podem tornar virtualmente impossível que você coma de forma saudável. Se você vem comendo alimentos não saudáveis por algum tempo, é quase certo que entrar em dieta não é uma solução para você. Seus esforços serão mais bem recompensados se você bloquear a passagem desses "tira-gostos" e não permitir que entrem no seu corpo.

Estudos sobre excesso de peso e obesidade explicam que o excesso de peso – mais alguns ingredientes manufaturados em nosso provimento de comida – podem realmente ofuscar os sentidos; arruinar a cognição; e nos privar da motivação que nos move a ser curiosos, inteligentes, criativos e zelosos. Em outras palavras, se você sente que estar acima do peso está impedindo sua capacidade de imaginar, sonhar, e conquistar, as últimas pesquisas científicas mostram que **você está certo**. Os motivos por trás dessas descobertas não estão claros, mas parece que os distúrbios metabólicos que resultam da obesidade ou a provocam, pesam sobre os cérebros jovens e velhos da mesma maneira. Cérebros jovens que ainda estão se desenvolvendo e não são capazes de se proteger contra mudanças trazidas por esses ingredientes parecem especialmente vulneráveis.

A oscilação

Embora não estejamos muito certos sobre todos os mecanismos que enviam mensagens ao hipotálamo e acionam o interruptor de comer, sabemos que, se você tiver um peso médio, existem grandes chances de que seu cérebro alimentar entre no modo de alimentação, principalmente como resultado do tempo transcorrido desde sua última refeição – cerca de três a quatro horas. O motivo: você está realmente faminto e psicologicamente tem necessidade de comida. Seu cérebro alimentar é acionado cerca de três vezes ao dia. Então essa é também a frequência com que você está no modo de alimentação.

Se isso descreve você, provavelmente você tem um cérebro saudável – um cérebro alimentar bem equilibrado – que consegue lidar com o desequilíbrio ou baque emocional ocasional. Ele pode se dar um pouco de comida de conforto de tempos em tempos sem ganhar alguns quilos extras, mas pode restaurar o equilíbrio facilmente.

Mas o cérebro alimentar de muitas outras pessoas é acionado por desequilíbrios várias vezes ao dia. O resultado é que eles se encontram em modo de alimentação quase constantemente – pensando em comida, planejando uma refeição ou lanche ou buscando alguma coisa para comer. Tem lógica pressupor que, posteriormente, todo aquele estímulo extra do cérebro alimentar levará ao excesso de comida e excesso de peso. E leva.

Se isso descreve você, então é provável que seu cérebro alimentar corre um perigo específico que eu chamo de "oscilação". A oscilação acontece sempre que alguma coisa provoca o cérebro a perder o equilíbrio, sua natureza dinâmica inerente. Já observou uma criança rolando uma argola de metal rua abaixo? Ela rola de maneira reta, depressa e firme por um

tempo, mas, quando a argola começa a diminuir a velocidade, começa a oscilar. Se a criança não a alcançar e der mais um empurrão, ela cai.
O cérebro faz praticamente a mesma coisa. Talvez você esteja irritado, feliz, pouco à vontade, exuberante, confuso, distraído; qualquer queda ou alta extrema ou excessiva no estado de espírito é um sinal de um cérebro prestes a perder seu desempenho suave e firme. Quando ele tenta recuperar o equilíbrio, começa a oscilar por toda a parte, da mesma forma que aquela argola de metal irregular.
Podemos dizer que tanto a argola como o cérebro estão desempenhando de forma abaixo do ideal – não muito eficiente e certamente não eficaz. Ambos estão tentando compensar pela perda de desempenho, recuperar o equilíbrio de que precisam. No caso do cérebro, se não conseguir recuperar o equilíbrio, ele passa de tentar resolver o problema para se distrair temporariamente dele. É como se o cérebro tivesse decidido que é um desperdício de energia continuar dessa maneira. Já que ele não consegue recuperar o equilíbrio, ele simplesmente faz uma pausa da pressão de tentar fazê-lo e, com efeito, diz: "Coma alguma coisa."
Infelizmente, **temporariamente** é a palavra operativa. Aquele golpe rápido de reafirmação, alívio ou atenuação não lida com o problema; ele apenas tira o foco dele naquele momento.

Meu teste de oscilação
Este teste é essencial, porque você não pode se sentar e ter uma conversa com seu cérebro. Se pudesse, talvez fizesse algumas perguntas de uma vez só: "Então, diga-me, como está por aí? Você está à vontade? Consegue lidar com todos os seus serviços sem se sentir esgotado? Está recebendo oxigênio e nutrientes suficientes? E quanto aos suprimentos para produzir as substâncias químicas de que você precisa para fazer seu serviço corretamente – tem suficiente? Está totalmente no controle de seus sistemas, ou está tão assoberbado que está deixando algumas coisas escaparem?"
Já que você não pode obter respostas diretas a essas perguntas, deve, então, olhar para fatores como estado de espírito, atenção, sono, conforto físico, e outros como seus indicadores que denunciam a força e o desempenho do seu cérebro. Isso é, efetivamente, o que você fará agora no **teste de oscilação**. Ele mostrará a você como sua oscilação está afetando toda sua vida e como os hábitos alimentares que lhe deram excesso de peso são par-

te de um padrão de desempenho cerebral abaixo do ideal. Conseguir esse entendimento será exatamente a preparação certa para o próximo passo, que é entender como dar uma sacudida no seu cérebro para melhorar o desempenho dele e perder o peso que você quer de uma vez por todas. Responda às perguntas a seguir baseado no que for verdade para você em geral. Escolha o *ranking* que descreve com mais precisão sua experiência, e confie na sua primeira resposta. Quando terminar, faça a soma dos pontos. A pontuação mínima possível é 40, a máxima é 200.

Faça o teste

Legenda:
1: Muito parecido comigo
2: Parecido comigo
3: Neutro
4: Diferente de mim
5: Completamente diferente de mim

1. Sinto-me satisfeito e agradado a maior parte do tempo. _____
2. Geralmente, acordo sentindo-me descansado. _____
3. Não me preocupo com o que os outros pensam de mim. _____
4. Tenho facilidade de adormecer. _____
5. Tenho muito prazer em minha vida. _____
6. Falo suave e lentamente. _____
7. Acho a vida interessante: uma grande experiência de aprendizado. _____
8. Durmo a noite inteira sem acordar e me preocupar sobre o dia anterior ou os planos para o dia seguinte. _____
9. Normalmente, consigo controlar meu temperamento. _____
10. Passa rapidamente quando me sinto irritado, triste ou contrariado. _____
11. Minha tristeza geralmente está ligada a um evento da vida: um contratempo pessoal ou a morte de um ente querido. _____
12. Tenho tendência a achar o lado positivo de qualquer situação. _____
13. Consegui uma posição no trabalho que está alinhada com o que eu sei que são minhas habilidades. _____
14. Posso limitar minha alimentação ao que decidi que são quantidades e escolhas razoáveis. _____
15. Posso dizer que minha vida está próxima do meu ideal. _____
16. Encontro tempo para ajudar os outros. _____
17. Tenho facilidade de me lembrar do que acabei de ler. _____

18. Sou uma pessoa espiritualizada. _____
19. Gosto de bancar o advogado do diabo e pensar em exceções ou argumentos para o que alguém está dizendo. _____
20. Planejo minhas ações; não faço extravagâncias. _____
21. Olho para o que está certo em um plano antes de olhar o que está errado. _____
22. Não tenho ânsia por açúcar. _____
23. Não tenho ânsia por carboidratos. _____
24. Mantenho uma pressão arterial saudável. _____
25. Sou fisicamente ativo. _____
26. Em geral, tenho boa memória. _____
27. Tenho muita consciência dos meus arredores. _____
28. Consigo gerenciar, confortavelmente, o que preciso fazer em um dia sem me sentir sobrecarregado ou pressionado. _____
29. Sou forte e saudável. _____
30. Mantenho um peso corporal saudável. _____
31. Sou paciente quando se trata de esperar minha vez. _____
32. Fico a postos até conseguir fazer o trabalho. _____
33. Prefiro fazer uma coisa de cada vez. _____
34. As coisas simplesmente dão certo para mim. _____
35. Tenho muitos amigos. _____
36. Vejo o mundo exterior como que por um parabrisa limpo, com clareza e consciência. _____
37. Raramente me irrito ou me preocupo. _____
38. A vida é para ser explorada e curtida. _____
39. Sou muito atento quando preciso ser. _____
40. Tenho facilidade de expressar meus sentimentos. _____

Total: _____

Calcule sua pontuação

0-80 Ligeira turbulência (velejando suavemente) Um sistema nervoso suave, eficiente está tipicamente por trás de vidas que correm suavemente. Em uma palavra, você provavelmente está "prosperando". Organizado e concentrado, você define objetivos e os consegue quase sem esforço – ou pelo menos é o que parece para os outros, para quem você parece sortudo e é objeto de admiração. Você pode ser o professor, pai/mãe ou amigo preferido que transpira calor e tem o conselho sábio para alguém que precisa. Seja qual for seu trabalho escolhido – cozinheiro, guarda florestal, analista de *software*, médico – você tem probabilidade de encontrar prazer e preenchimento nos desafios inerentes que ele apresenta.

Você é criativo, pensando em formas não convencionais para encontrar soluções práticas aos problemas.

Um eletro encefalograma (EEG) desse estado de função cerebral – um registro gráfico da atividade elétrica do cérebro, ou frequência de ondas cerebrais, para medir a reação a estímulos – mostra flexibilidade: o cérebro libera todas as frequências das ondas cerebrais sem ficar preso numa única marcha. Uma vez que seu sistema analise o que precisa fazer, ele sinaliza as áreas apropriadas do cérebro para serem ativadas. Uma vez ativadas, essas áreas coordenam seus esforços e geram eventos neuroquímicos ótimos para concluir um trabalho.

Em outras palavras, o cérebro escolhe a marcha de frequência ótima para passar a depender da situação ou tarefa em mãos. Se você tem necessidade de dormir, um cérebro operando de maneira ótima passa sua atividade para a frequência alfa, cerca de oito a doze ciclos por segundo; depois baixa para a frequência teta, quatro a oito ciclos por segundo; e, finalmente, para a frequência de ondas cerebrais mais baixa, a frequência delta, quatro ciclos por segundo. Se você está acordado e precisa prestar atenção, seu cérebro passa para a frequência beta, cerca de quatorze ciclos por segundo. Ele pode trocar de marcha livremente, mas também pode ficar numa marcha única por tanto tempo quanto precisar para concluir um trabalho; mostra resistência ou elasticidade.

Emocionalmente, você pode se sentir satisfeito, agradado, abençoado, e cheio de gratidão e altruísmo. Com um sistema de fluxo livre e eficiente, você consegue gerenciar os desafios da vida. Ser produtivo é um desafio que você encara com entusiasmo, e em geral você o encara com sucesso.

É provável que você seja multifacetado, com vidas social, pessoal e familiar ativas. Você tende a viver no presente; memórias estressantes e preocupações com o futuro não interferem com frequência ou substancialmente.

Você é bom para se concentrar em uma tarefa específica, o que faz com que seja também um bom ouvinte. E, porque seu sistema pode ter um desempenho bom o suficiente para conseguir fazer qualquer coisa, você tem energia extra para descansar ou brincar. Com efeito, seu cérebro fornece o que for necessário para uma vida suave, calma, serena, mentalmente lúcida.

Quanto ao gerenciamento de peso, o aumento de peso pode resultar do abuso social de comida – duas ou mais refeições em restaurante por semana. Você pode também estar comendo comida saudável em excesso, o que pode resultar em excesso de peso especialmente a partir da meia-idade. Mas, de modo geral, você consegue exercitar o equilíbrio entre o pensamento de baixo para cima e de cima para baixo e confinar sua alimentação a restrições autoimpostas. Se você oscilar, é algo temporário, uma transição, e você pode voltar a sua linha de base com razoável facilidade. Seu peso é gerenciável.

Para você, o gerenciamento de peso é uma questão de reconhecer zonas de perigo e reestruturar as transições de sua vida – do trabalho para casa para o compromisso social para o trabalho, e daí por diante – sem contar com a comida para amortecer o descompasso da turbulência temporária. Você provavelmente concentrará seu programa de boa forma cerebral em aumentar ou otimizar a flexibilidade do cérebro de forma que ele esteja ainda mais capacitado a passar de um estado para outro.

81-120: Turbulência média (alguns baques) Mesmo um sistema perfeitamente construído tem suas falhas, e o cérebro não é uma exceção. Seu funcionamento diário depende se sua pontuação está no limite superior ou inferior da faixa e em quanto você está afinado com as flutuações em sua energia e estado de espírito. Uma turbulência leve pode ter pouco impacto em sua vida cotidiana. Que impacto tem provavelmente surge durante tempos de transição ou períodos de estresse. Por exemplo, você pode ter problemas para dormir depois de uma noite de serão no escritório ou um encontro emocionado com um membro da família ou um amigo. Ou você pode ter dificuldade para retornar ao local de trabalho depois das férias, ou mesmo depois de um fim de semana. Às vezes a turbulência aparece simplesmente de voltar a casa e reencontrar a família após o trabalho. Pode se manifestar em irritabilidade ("Por que todas as luzes da casa estão acesas? Por que a televisão está tão alta?"). Você também pode achar que é vulnerável ao usar a comida de maneira inapropriada durante tais transições. Emocionalmente descontrolado pelo estresse que recomeça, você abre a geladeira procurando um sorvete ou sobras antes de ter a calma suficiente para planejar a próxima refeição. Tipicamente, esse tipo de alimentação é feita enquanto você está de pé, ainda vestido com a roupa de trabalho ou roupas que você está vestindo a maior parte do dia, e ainda não totalmente aclimatado ao ambiente em que acabou de entrar.

A turbulência leve também tem grande chance de impactar sua alimentação durante tempos de pressão excessiva – se, por exemplo, você estiver tomando conta de um membro da família doente ou adaptando-se a um novo trabalho. Já que conectar-se com os eventos e emoções da vida é algo inerte, o prazer e satisfação inerentes em simplesmente estar vivo podem ser comprometidos. Algumas pessoas apelam para comida, álcool ou múltiplos relacionamentos em sua busca por equilíbrio e conforto desse estado. Afinal, se a realidade não traz recompensas, por que não mudar para algo que é recompensador? A comida é uma solução fácil para sentir-se bem que é sem esforço e privada. Você não precisa da cooperação de outra pessoa. "A comida não pode dizer não para mim", como um comedor compulsivo explica. Claro que, quando o peso aumenta, o comedor compulsivo se sente pior, mas quando você está faminto de sensações agradáveis ou se sentindo emocionalmente descontrolados, quem pensa nas consequências? Escapar do estresse é a prioridade número um.

Uma vez que a turbulência leve significa quase um desconforto ou uma interrupção diária, resta pouco tempo para descansar e recuperar-se. O dia calmo e restaurador que pode desfazer a angústia e a comilança de ontem ou da semana passada nunca chega. O sistema gasta quase todo seu tempo procurando aquela solução tranquilizadora e aliviadora para equilibrar os estados emocionais negativos. Tipicamente, ele encontra isso no padrão não-cerebral – comer, especialmente comidas de conforto calóricas. A capacidade de exercitar a restrição cognitiva de forma consistente pode ser limitada, enquanto a comilança emocional e incontrolável se torna mais proeminente.

121-160 Turbulência grave (Calma aí!) É bem provável que seu sistema esteja oscilando muito enquanto tenta compensar por estar fora do equilíbrio. Pense nesse tipo de perturbação como uma suave névoa mental que impede que você esteja completamente em sintonia com o que está a sua volta. Você está funcionando, mas não está prosperando.

Com essa pontuação, sua turbulência está presente quase diariamente e afeta muitas áreas da sua vida. Você pode achar que não consegue ter foco em algo durante tempo suficiente para terminá-lo.

O padrão do EEG para essa oscilação mostra padrões de má adaptação, como estar "preso" em alta (frequência beta) ou baixa (frequência delta); nenhum dos dois é desejável. É exatamente igual a quando você exercita as pernas sem também fazer o trabalho com a parte superior do tronco; o resultado é menos boa forma global. Você também não pode dizer facilmente se está preso numa frequência alta ou baixa. Pessoas com baixas frequências podem parecer deprimidas ou agitadas e hiperativas, enquanto pessoas presas em alta marcha podem parecer sonolentas ou deprimidas.

O sono pode ser afetado. Você acorda cedo demais ou tem problemas para pegar no sono à noite. Tanto o sono quanto o estar acordado sofrem; um passa a ser intruso do outro. Você fica meio como um sonâmbulo na vida cotidiana; os padrões dominantes de ondas cerebrais podem ser mais indicativos de sono do que de estar acordado. Existe uma grande limitação em tudo o que você faz. Aqui vai a descrição de uma mãe de três filhos: "Estou no automático – passando pelos movimentos. Passo o dia simplesmente funcionando, pego e deixo as crianças. Faço o que preciso fazer. Estou cansada da mesma rotina. Se eu parar e pensar em quanto estou me sentindo ou minhas necessidades, tenho medo de fugir."

Um grave desconforto normalmente significa um sério excesso de comida para aliviar o desconforto. A interrupção do sono em si pode contribuir com 20% do seu peso! Quando estiver em séria oscilação, você pode se encontrar praticamente sem energia para atravessar o dia – quem tem tempo para comprar e preparar comida saudável e, quando se trata disso, quem se importa? O peso pode ser mais uma dor crônica importuna no topo de várias. Comer no "automático" também pode significar que pacotes inteiros ou pratos de comida desaparecem enquanto está pensando ou preocupado com outra coisa. No entanto, você ainda reconhece seu aumento de peso como não saudável e pode ter planos concretos para fazer alguma coisa quanto a isso quando as responsabilidades da vida forem um pouco aliviadas.

161-200 Turbulência severa (Socorro!) Seu cérebro está trabalhando duro para amortecer você da realidade. Para fazer isso, ele passa de um nível mais baixo de consciência, um padrão de atividade cerebral que alguns neurocientistas comparam com assoviar em uma tumba. De forma simples, você está tentando evitar arrancar os cabelos.

Seu sistema perdeu o equilíbrio, e os sintomas físicos e emocionais, desorganização e estresse associados a essa oscilação severa podem limitar a vida e incapacitar. Você provavelmente acha difícil estar em dia com as demandas da vida cotidiana sem se sentir exausto e emocionalmente imaturo.

O padrão EEG aqui mostra restrições severas: frequências que são altas demais, baixas demais, ou instáveis (flutuando bastante entre alta e baixa). É provável que você tenha dificuldade de se libertar do pensamento repetitivo, das emoções negativas e das rotinas de alimentação não saudável. Se você está preso em um sentimento, pessoa, ou rotina negativa, provavelmente seu cérebro também está. Posso acrescentar também que qualquer comportamento de auto-derrota é um sinal denunciador de uma batalha interna entre seu pensamento de baixo para cima que está procurando um momento bom rápido e seu lado de cima para baixo e lógico. Você se beneficiará se adotar mais comportamentos que impulsionem o cérebro reflexivo, tais como fazer uma pausa antes de agir; calcular custos e benefícios de todas as opções; e dar e aceitar emoções de nível mais alto como gentileza, respeito e altruísmo.

Quanto ao gerenciamento de peso, isso não existe. Em relação à comida, a comilança emocional e ânsias e necessidades incontroláveis podem ser tão intensas que sobrecarreguem sua capacidade de mostrar uma limitação cognitiva consistente. Muitas pessoas com esse nível de turbulência têm diabetes, pressão alta, arritmia, problemas de pele e problemas gastrintestinais – distúrbios tipicamente relacionados ao estresse. Muitos são tratados com medicamentos psicotrópicos e psicoterapia. Mas a verdade é que esses tratamentos não serão completamente bem-sucedidos a menos que os padrões de má adaptação do cérebro sejam mudados para restaurar o equilíbrio.

Com frequência, a pessoa com uma oscilação constante trabalhará duro para manter a aparência de estar centrado e feliz – como qualquer outra pessoa na festa – enquanto está empurrando seus verdadeiros sentimentos para os bastidores. O conflito entre a aparência e a realidade do estado emocional interno da pessoa pode gerar uma séria ansiedade e uma crônica falta de energia, e levar a mais alimentação inapropriada.

Por mais duro que seja enfrentar sua oscilação, esse teste deve ter dado a você uma idéia do que essa desregulação global está fazendo com sua vida e, especificamente, com seu peso. Agora que você sabe, o que vai fazer com isso? O que você **pode** fazer com isso? Antes de continuar com o próximo capítulo e aprender que parte do cérebro está causando sua oscilação, vamos expor seus inimigos para ficar claro o que você está enfrentando.

Lutando contra a cultura gastronômica

Você não vai encontrar a expressão **cultura gastronômica** em nenhum dicionário, mas aposto que você sabe precisamente o que quero dizer. Estou falando de todas aquelas pistas externas em nosso ambiente que nos fazem comer: lanchonetes de *fast-food* em cada esquina oferecendo porções de tamanho gigante e comidas fritas altamente calóricas e gordurosas. Imagens coloridas altamente estilizadas de comidas que nos fazem salivar. Uma linguagem e cultura de comida que são altamente sexualizadas, baseadas na moralidade e temperadas com expressões idiomáticas de abuso de substância. Bolo de chocolate é um pecado. Torta de maçã é uma indulgência. E o que é aquele som que você produz quando mergulha os dentes num pedaço de *cheesecake*? É um gemido de gratificação por definição. Os artistas da cultura gastronômica leram sua natureza de dopamina e carregaram a cultura gastronômica com uma comilança irresistível. Como uma rota de colisão, considere isto: o cérebro evoluiu historicamente para ver gorduras e doces tanto como esparsos como valiosos, se não vitais à sobrevivência. Você não precisa ir longe para ver por que estamos todos em perigo de ficar com **excesso de peso** – o cérebro buscando dopamina, que é abundante em comidas gordurosas e doces encontra a cultura gastronômica moderna.

O cérebro não é burro; só está operando sob diretrizes que não são mais válidas. Falando em termos de evolução, não houve necessidade de um interruptor interno para desligar, porque a comida, com frequência, simplesmente acabou. Não fazia sentido ter mecanismos cerebrais que inibissem o desejo por alimentos dos humanos que os ajudavam a se manter vivos e saudáveis. Em consequência, a estratégia de sobrevivência do cérebro alimentar, que ainda é em grande escala uma parte de nós hoje, era comer muito e se concentrar em comidas hipercalóricas.

Agora que você sabe alguma coisa sobre a natureza do cérebro e sua configuração obsoleta, avance para a cultura gastronômica moderna. Você consegue ver um desastre se aproximando? Não somente a comida continua chegando, mas a cultura gastronômica de hoje de fato nos convida a comer mais e mais. Para piorar as coisas, o fato de o cérebro confiar em "provas" sensoriais para decidir se já comeu suficiente é subjugado pela cultura gastronômica: dezenas de ossos de asas de frango são removidos rapidamente, e um novo prato limpo diz ao seu cérebro: "A comilança está só começando" (pela quarta vez em trinta minutos).

Os tamanhos gigantes são outra forma de subjugar a capacidade do cérebro de saber quando você já comeu o suficiente. Um prato de sorvete parece bom desde que esteja carregado até a borda do prato. O cérebro parece tão satisfeito com duzentos e cinquenta gramas quanto com quinhentos gramas; **desde que o prato esteja completamente cheio!**

A cultura gastronômica tem ainda outra forma de enganar o cérebro: **alimentos hipercalóricos!** Lembre-se, normalmente comemos durante a mesma duração de tempo, cerca de vinte minutos, em cada refeição. Nossos ancestrais tinham que mastigar por longo tempo e duramente para encher os estômagos até o ponto de esticar/romper (durante quarenta e cinco minutos), somente para consumir 400 calorias. Na cultura gastronômica moderna, você pode facilmente consumir 3.000 calorias, a maior parte gordura, em uma só sentada! Comidas calóricas tomam tão pouco espaço no estômago que você pode praticamente comê-las o dia inteiro sem jamais se sentir cheio demais. Leve em conta que muitas da cultura gastronômica de hoje não oferecem nada além de comidas altamente calóricas; pense nas praças de alimentação dos *shopping centers* e ruas com uma de cada das cadeias de *fast-food* seguidas.

> Em um sentido muito real, o cérebro é uma vítima de seu próprio sucesso. Ele não imaginava que inventaríamos formas de viajar grandes distâncias sem mexer uma costela, fazer isso na velocidade da luz, e ter a comida trazida até nós para viagem.

Comidas com alto conteúdo calórico são enormes fatores por trás da obesidade, mas quando são combinadas com alguns nutrientes manufaturados, mexem na alimentação de maneira quase surreal. Esses alimentos podem reconectar o cérebro de uma forma que torna a ânsia por comida tão intensa e difícil de resistir quanto a cocaína e o álcool. As indústrias alimentícias por trás da cultura gastronômica moderna podem não ter a intenção de fazer você se viciar nesses alimentos; tudo que eles querem é que você continue voltando para comer mais. Ótima notícia para o raciocínio deles, não tão boa para o seu.

Em um sentido muito real, o cérebro é uma vítima de seu próprio sucesso. Ele não imaginava que inventaríamos formas de viajar grandes distâncias sem mexer uma costela, fazer isso na velocidade da luz, e ter a comida trazida até nós para viagem. Não surpreende que o cérebro se encontre fora de sincronia com a cultura gastronômica moderna; está sofrendo um retardo de tempo, e quem paga o preço é a sua cintura.

Isso tudo contribui para uma cultura gastronômica recheada de vários fatores de risco operando ao mesmo tempo. Some-se a esses múltiplos riscos o hábito inato do cérebro de alimentar você para equilibrar as dores da vida, e você pode ver que está enfrentando um desafio muito substancial quando se propõe a perder peso – especialmente se você se propõe a perder peso com dieta.

Lutando contra a oscilação

A oscilação do cérebro é um sinal que denuncia a instabilidade cerebral ou perda de eficiência. Como resultado dessa instabilidade, sistemas emocionais, físicos e metabólicos também estão fora do equilíbrio. O grau de oscilação reflete a natureza do baque emocional e da resistência de seu sistema específico.

A idéia de que uma oscilação do cérebro central está por trás do aumento excessivo de peso surgiu como uma maneira de explicar estudos de pesquisa que mostram que a alimentação e peso excessivos raramente ocorrem isoladamente. A obesidade está correlacionada com o estado de ânimo negativo, sono ruim, anormalidades metabólicas e problemas com aprendizado e memória. **Qual a conexão entre a oscilação e o excesso de comida?**

Lembre-se que o cérebro é um órgão extremamente adaptável e flexível. Quando um insulto provoca uma oscilação nele, ele reage rapidamente para restaurar o equilíbrio. Em sua infinita sabedoria, ele libera uma multiplicidade de operações sofisticadas todas direcionadas para recuperar seu equilíbrio. Muda a atividade de um local do cérebro a outro e aciona mudanças na liberação e eficiência de neuroquímicos e hormônios.

As causas das oscilações são muitas.

Ligação com comida

As emoções estão intimamente entrelaçadas com o cérebro alimentar. Graças às fortes conexões entre áreas do cérebro emocional e o cérebro alimentar, um surto forte de raiva pode empurrar sangue para dentro do revestimento do estômago, aumentar sua mobilidade, e acionar a fome, tudo ao mesmo tempo. Quando você está tão furioso que "enxerga vermelho", o sangue escorre para seu trato gastrintestinal de forma que seu estômago fica vermelho e pronto para comer alguma coisa.

Distúrbios de ânimo são comumente associados aos desequilíbrios dos neurotransmissores, bem como à obesidade. Essa ligação entre o estado de ânimo, desequilíbrios dos neurotransmissores e o ganho de peso pode ser entendida, dadas as condições entre o sistema límbico (cérebro emocional) e o cérebro alimentar. **Como os sentimentos podem provocar um ganho de peso?** As emoções negativas levam a desequilíbrios de dopamina, serotonina e epinefrina. Esses desequilíbrios interferem na capacidade do corpo de manter controle sobre o quanto você está comendo, então ele não para de comer quando você já comeu o suficiente. Não só isso, mas esses desequilíbrios causam ânsia de doces e comidas de conforto, que mais adiante agravam o ganho de peso.

O cérebro como um sistema sente que você já comeu bastante e deveria parar de pedir mais comida, mas o cérebro alimentar é muito recompensador e grato consigo mesmo; ele pode sobrepujar o cérebro reflexivo porque ele está querendo um pouco de prazer. O cérebro alimentar se prende ao sistema de recompensa do cérebro, formando o arco de prazer alimentar discutido anteriormente.

Sua conta-poupança de calorias

Seu cérebro alimentar certamente está por trás de cada *brownie* e *sundae* de caramelo que você come, mas isso não deveria fazer dele seu inimigo instantâneo. Ele está apenas usando as diretrizes antigas (ver a seção "Lutando contra a cultura gastronômica" no começo do capítulo para mais informações), então ele pensa que está fazendo você mais saudável enquanto, na verdade, está matando você lentamente. Por causa dessas antigas diretrizes, se no final das contas você tiver algumas sobras de calorias dos alimentos que comeu, ele não direciona o corpo para queimá-las, como um descarte de combustível extra de um avião a jato (não seria legal?). Em vez disso, ele delega algumas calorias para se transformarem em gordura ao redor da sua cintura.

O cérebro alimentar moderno manteve a tendência de guardar sobras de energia (na forma de gordura) sempre que possível e guardar mais gordura quando você está sob estresse e a vida está cheia de dificuldades. O hormônio do estresse, cortisol, pode acionar o cérebro alimentar mesmo quando você não está com fome. O cérebro não está tentando aumentar seus problemas; na realidade, está tentando cuidar que você fique saudável, garantindo que você não morra de fome. No que concerne ao cérebro alimentar, a resistência significa potencial redução de alimentos à frente, então ele deposita mais gordura quando sente o desastre iminente. Lembre-se, a natureza não derrubou o antigo cérebro; construiu em cima dele (ver capítulo 1). Isso significa que seu cérebro visceral, que evoluiu quando os suprimentos de comida eram limitados, continua dando as cartas.

Acionadores de cheiro
O cheiro de comida também pode ativar o cérebro alimentar – mesmo quando você está saciado – simplesmente porque aquele cheiro lhe traz recordações de tempos felizes. Isso porque o cérebro alimentar está bem conectado com o hipocampo, onde as memórias emocionais de comer aquela comida estão armazenadas. Num instante, você se lembra o quanto se sentia bem da última vez que comeu a comida da qual você está sentindo o cheiro. Agora você sabe por que um cheiro de queijo é inserido na seção de frutas de grande movimento do mercado – para garantir que você passe pela seção de queijos.

Falta de exercícios
Teríamos sorte, e seria bastante incomum, se pudéssemos caminhar ou pedalar para um dos afazeres por dia. Nosso estilo de vida moderno desestimula a andar ou pedalar no decorrer dos nossos afazeres diários e também causou uma redução de espaços verdes seguros, limpos onde podemos nos exercitar. Os músculos ociosos no seu corpo podem sinalizar um cérebro preguiçoso na cabeça ou o ato de ceder à ânsia por mais comida.

O mito do protetor
"Se isso fosse perigoso, haveria uma cerca aqui!", minha filha Andria, então com sete anos de idade, gritava, friamente, enquanto se dirigia penhasco abaixo – tudo porque estava tentando fugir de uma abelha. Mesmo com aquela idade jovem, a mensagem de um "protetor" externo já era

secundário para ela. Parte do motivo para o sobrepeso é o excesso de confiança de que o governo e a sociedade irão nos proteger do perigo. Isso pode acontecer em algumas áreas, mas seria um erro, que custaria caro, estender essa crença aos alimentos que você come.

    Longe de proteger você, o governo, na verdade, ajudou a criar campanhas de *fast-food* dirigidas a fazer com que você coma mais comidas não-saudáveis. A FDA (Administração de Alimentos e Drogas, na sigla em inglês) é uma agência responsável por estabelecer diretrizes dietéticas e manter o equilíbrio entre suprimento e consumo de alimentos. No entanto, em 2003 ela se encontrava com toneladas de queijo excedente em seus armazéns. Forçada a estimular o consumo do queijo excedente, a FDA uniu forças com a cadeia de alimentos Wendy's. Juntas, elas criaram formas de aumentar a quantidade de queijo aos itens existentes no menu, ou adicioná-lo a novos itens. A campanha de publicidade **"verões de queijo"** foi bem- sucedida para "descartar" o excedente de queijo; tirando-as dos armazéns e levando para... a sua cintura.

    A tensão entre forças políticas e econômicas e a saúde do consumidor tem um passado mais longínquo. Por exemplo, durante a era Ford nos anos 70, o óleo de palma ou "óleo de rato" como era mais conhecido até então, começou a aparecer nos supermercados americanos e tornou-se um dos mais onipresentes substitutos do óleo vegetal. O óleo de palma era importado da Malásia para uso amplo em produtos alimentícios dos EUA por duas razões principais: é muito mais barato que o óleo de milho e era uma necessidade política por causa de acordos políticos entre o departamento de Agricultura dos EUA e a Malásia. **O que tem de errado com o óleo de palma?**

    O óleo de palma ou "óleo de rato" como era conhecido até os anos 70, é rico em gordura saturada, o tipo de gordura que se acumula nas artérias, aumentando o risco de pressão alta, doença cardíaca, e morte prematura. O óleo de palma é 45% saturado, comparado com a gordura do porco, que é 38% saturada. No entanto, era importado da Malásia e incluído em produtos alimentícios dos EUA nos anos 70 por razões políticas, apesar dos protestos de cientistas e fazendeiros dos EUA. A indústria alimentícia é um contribuinte gigante (12%) para essa economia dirigida ao consumidor e emprega 17% da força de trabalho. A economia se beneficia do excesso de consumo de comida, do excesso de peso (novas indústrias que abastecem cinturas maiores), e mesmo seus esforços de perda de peso e sua má saúde.

O mito do protetor abastece o hábito de comer de forma não saudável, criando um ar de falsa segurança sobre os alimentos que você come.

Outro exemplo para ficar de guarda posta quando se trata dos tipos de comida que você escolhe está relacionado ao xarope de milho de alta frutose (HFCS – *high fructose corn syrup*). É um adoçante com base de milho, mais barato que o açúcar, mas seis vezes mais doce que o açúcar, que encontrou seu lugar em alimentos dos EUA sob circunstâncias questionáveis. Mas, diferentemente do açúcar branco (dextrose ou sacarose), que passa por uma decomposição metabólica antes de alcançar órgãos como o fígado, o HFCS chega ao fígado intacto. O fígado, então, se envolve em algo chamado **desvio metabólico**. O resultado líquido é que a substituição do açúcar por HFCS significa mais açúcar no seu sistema metabólico. Suspeita-se que o efeito esteja por trás do problema crescente nos EUA com resistência a insulina e a síndrome metabólica: obesidade, doença cardíaca e diabetes. Mas é difícil encontrar um produto alimentício que não contenha HFCS. Na verdade, ela já chegou até ao meu pão integral orgânico! O HFCS é mais barato que o açúcar e ajuda a comida a parecer boa por mais tempo, então ele veio para ficar.

E não nos esqueçamos que, em janeiro de 2004, o governo dos EUA se pronunciou **contra** as diretrizes da Organização Mundial da Saúde (OMS) para **inibir** a obesidade no mundo inteiro. O plano da OMS propunha, entre outras coisas, limitar alimentos processados e alimentos ricos em gordura e açúcar. Também convocava as pessoas a comer mais frutas e legumes e manter o açúcar em cerca de 10% da ingestão calórica diária de uma pessoa. Sob pressão da poderosa indústria do açúcar, o departamento de Saúde e Serviços Humanos não endossou as recomendações da OMS.

Em suma: seja cético quanto aos ingredientes que você não entende e decida por você mesmo se um alimento ajuda você a prosperar.

Sem freios

As pistas de alimentação da cultura gastronômica são apenas parte da história por parte do excesso de peso. Além de ser constantemente bombardeados com imagens e cheiros de comida como parte da cultura gastronômica diária, o sistema de frenagem do cérebro também é parte do problema; pode estar ficando inativo à medida que as deixas da cultura gastronômica ficam cada vez mais poderosas. O freio do cérebro é parte do cérebro reflexivo – a área onde planejamos e organizamos nossos atos e refletimos sobre eles antes de agirmos. Esse mecanismo nos dá a capacidade de passar **em frente** a um restaurante de *fast-food*, e não **por dentro** dele.

Nos últimos anos, a probabilidade de cedermos a muitos, senão a todos os nossos desejos básicos, não somente o prazer por comida, ficou maior do que nas gerações anteriores. Nós cedemos a nossas necessidades primárias de luxúria, violência, inveja e sexualidade muito mais do que antes. A influência de baixo para cima sobre nossas ações, do cérebro visceral está se exercitando, e, consequentemente, ficando mais forte, enquanto a influência de cima para baixo do cérebro reflexivo está ficando mais fraca. Fortalecida, a parte do Come-Come de nossa natureza está ganhando força e pode facilmente sobrepor qualquer resistência pelo freio cerebral. O fato de que o abuso em áreas diferentes da alimentação abastece a ânsia por comida ainda mais, pode ser uma surpresa para você. Mas, dado o esquema do cérebro alimentar, é **inteiramente previsível**.

A maioria com sobrepeso

É realmente difícil sentir-se com excesso de peso quando você está cercado por outros que pesam tanto quanto você ou mais! Afinal, julgamos o tamanho em termos relativos. Uma formiga é pequena comparada a você, mas parece gigante para um paramécio. À medida que mais americanos vão ficando com sobrepeso, está ficando mais difícil dizer exatamente o quanto realmente estamos com excesso, e se estamos. Outra consequência da maioria com sobrepeso tem a ver com a pressão social como um agente de mudança. Vejamos como os EUA como uma sociedade coletivamente progrediu de ver o fumo como a epítome do *glamour* até a visão atual disso como um horroroso assassino. As sanções sociais impõem pressão para mudar o comportamento muito mais que o impacto negativo inerente na saúde: o fumo e o excesso de peso podem deixá-lo doente e até mesmo encurtar sua vida, mas, para alguns, ser olhado com desprezo é mais uma razão para controlar ou mudar um comportamento.

Sono insuficiente

Privar-se de sono aumenta em mais que o dobro o risco de obesidade em crianças e adultos. Estudos de crianças com sobrepeso mostram que as crianças entre cinco e dez anos que dormem menos de dez horas por noite tem três a cinco vezes mais probabilidade de ter excesso de peso que as crianças que dormem doze horas ou mais por noite. O sono era ainda mais dominante para antever a obesidade que outros fatores poderosos, tais como o grau de instrução dos pais e o nível sócio-econômico, o hábito de ver TV ou a quantidade de atividade física regular. **Quanto menos horas de sono, maior a quantidade de peso em excesso!**

De acordo com pesquisadores da Universidade de Chicago, privar-se de sono leva a aumentos nos hormônios que regulam a fome e a vontade de comida pesada. Existe, claramente, uma correlação entre o peso corporal e a quantidade de sono de uma pessoa, e as horas de sono podem ser um prenúncio de sobrepeso ou obesidade em crianças e adultos.

Essas descobertas dão suporte à hipótese da desregulação global: o peso corporal não é a única coisa que o cérebro parece manejar mal. O sono, a emoção, e mesmo a cognição – a capacidade de aprender e pensar claramente – sofrem ao mesmo tempo. O fato de que crianças são afetadas mais adiante sugere que a turbulência que perturba os mecanismos centrais do cérebro se manifesta muito cedo com hábitos inadequados de dormir e comer.

Prazer insuficiente

Claramente, um evento interno de forte dano (ou "insulto") parece anteceder desequilíbrios em numerosas funções. Isso sugere que o insulto rompe a capacidade do cérebro de manter um equilíbrio saudável em várias de suas funções essenciais. O aumento de peso é o sintoma mais óbvio, porque é tão prontamente observável. A maioria das pessoas buscariam ajuda para gerenciar o peso, mas poucas reconhecem a falta de sono ou persistentes "blá-blá-blás" como condições coexistentes.

Você já tentou acalmar uma criança chorando? Você pode balançá-la, caminhar com ela para cima e para baixo, levá-la para passear de carro, plantar bananeira e fazer ruídos engraçados. Nada funciona até que você lhe dê uma mamadeira ou o peito. Ahhhh. Agora ele parou de chorar.

Mas é claro que, tanto para o bebê como para o adulto, essa solução de último recurso não é, absolutamente, uma solução; é um tapa-buraco provisório para nos deixar confortáveis – ou, pelo menos, menos desconfortáveis. O mecanismo é instalado com firmeza; existe pouca coisa que você pode fazer para eliminá-lo. O que você pode fazer é ajudar seu cérebro a recuperar sua capacidade de regular todas as suas funções, para que ele consiga apagar os incêndios em estações remotas sem soar o alarme para comer. Ajude seu cérebro a prosperar o tempo todo, não somente um padrão para soluções temporárias, e ele pode lhe ajudar a perder peso.

Caso contrário, você está simplesmente enfrentando a cultura gastronômica com as chances contra você e uma mão atada atrás das suas costas.

A cura da oscilação

Nos capítulos a seguir, você condicionará seu cérebro a lutar contra a **oscilação global**, enfocando a boa forma nas áreas de sua **oscilação particular**, a que lhe impulsiona a comer, comer em excesso e ganhar peso. Você reeducará o cérebro a um nível novo de boa forma para que ele tenha um pico de desempenho. Um cérebro com desempenho ótimo é um que consegue se recuperar rapidamente de qualquer oscilação sem apelar para a comilança inapropriada. É um cérebro que pode deixar você em boa forma, esbelto, esguio e eficiente como ele. É isso que você está procurando.

Para enfrentar a cultura gastronômica, para desafiá-la com sucesso e triunfar sobre ela, você precisará começar pelo cérebro. Agora você entende como seu cérebro funciona, e como e por que ele oscila. No restante deste livro, você aprenderá de onde, em seu cérebro alimentar, vem sua oscilação e, precisamente, como **reeducar** seu cérebro de forma que você lide com aquela oscilação de uma forma totalmente diferente.

PARTE 2

Reestruture

3

O Segundo Passo

Reestruturando sua forma de pensar

Aqui vem a parte estimulante. Você agora vai descobrir que parte do seu cérebro alimentar é provavelmente responsável por acionar sua oscilação. Você já deu uma olhada na saúde geral do seu cérebro fazendo o teste de oscilação; agora vai aprender mais detalhes sobre o que o cérebro está fazendo bem ou não tão bem.

Esses esforços para avaliar a função global do seu cérebro, bem como fixar sua atenção nos pontos específicos de problemas, pretendem mostrar a você uma janela para dentro de seu próprio mundo interior – a atividade cerebral dos bastidores que acontece quando você está ocupado colocando comida na boca. Talvez seja **literalmente** verdadeiro que ninguém põe comida em sua boca; estranhos, normalmente, não alimentam ninguém à força. Mas e as subpartes estranhas de você? Aquelas estilhaços autônomos certamente parecem estar por trás do terceiro e quarto ataque de lanchinho. O teste de oscilação e os autotestes mais adiante neste capítulo lhe darão um nome para o culpado que possa estar realmente "forçando" você a comer. E não somente comida saudável, mas comida com gordura, doce, pobre em fibras.

Primeiramente, vamos ver como você usa os resultados do teste de oscilação para identificar as explicações antigas que você dava a si mesmo e talvez aos outros para seu ganho de peso. Depois você terá uma chance de recriar essas explicações. Veja como o excesso de comida se encaixa em sua função cerebral global.

Faça um *upgrade* na sua estrutura: reestruture

Reestruturar significa mudar ideias e explicações antigas sobre excesso de comida por outras novas. Você pode não saber, mas já vê seu excesso de comida e ganho de peso dentro de uma estrutura. Em outras palavras, conscientemente ou não, você já "estruturou" seu entendimento sobre comer em excesso de uma forma que faz o melhor sentido, dada a informação que está disponível para você.

Para lembrar de sua estrutura existente, pense naquelas conversas que você tem consigo mesmo quando vai comer além do que você pensa que é sensato ou saudável: "Não tenho autocontrole. Sou preguiçoso demais. Estou ocupado demais para me preocupar com meu peso." Dê uma olhada nos seus pensamentos e sentimentos internos enquanto está comendo em excesso e especialmente depois, e você verá que está, realmente, usando algum tipo de estrutura que lhe faz entender suas ações. Se é válido ou completamente errado, você mantém a estrutura porque ela lhe dá uma razão para aquela caixa preta, a "enorme brecha" entre suas intenções e suas ações.

Como a cultura atual de perda de peso é linear e insiste em tratar o excesso de peso concentrando-se no próprio ato de comer, é bem possível que você tenha estruturado seu excesso de comida para encaixar-se naquele modelo. Agora que você tem informação sobre como o cérebro pode contribuir para um impulso incontrolável de comer, você tem a oportunidade de reestruturar as antigas (eu diria obsoletas) ideias lineares para um *upgrade* mais preciso.

Reestruturar permite que você veja as verdadeiras causas de seu excesso de comida, e quando falamos sobre as causas básicas de qualquer uma de nossas ações, todos os caminhos levam ao cérebro. Descobrir que a função ou oscilação de seu cérebro tem um papel no seu excesso de comida e no ganho de peso é um pedaço importante da nova reestruturação. Na melhor das hipóteses, você nunca mais pensará em comer em excesso sem pensar no seu cérebro e levará em conta como o resto de você está indo bem.

Outro pedaço da reestruturação vem de saber a parte do cérebro que está "agindo" mais. Essa informação permitirá que você personalize o plano de treinamento do cérebro de forma que ele tenha como alvo a parte do cérebro que precisa de mais ajuda. Se, por exemplo, você achar que o freio do seu cérebro – o córtex pré-frontal – é fraco ou ocioso, pode ter como alvo especialmente os exercícios do capítulo 6 que ajudam a construir esse músculo. Digo **especialmente**, porque você deve se concentrar em todas as áreas para construir a boa forma global do cérebro. Da mesma forma que você não pode melhorar sua forma física global sentando-se num banco e trabalhando o bíceps enquanto ignora a parte inferior do corpo, o condicionamento cardiovascular e a flexibilidade, é fisicamente impossível melhorar a boa forma do cérebro estimulando somente uma área do cérebro e sua função.

> Reestruturar permite que você veja as verdadeiras causas de seu excesso de comida, e quando falamos sobre as causas básicas de qualquer uma de nossas ações, todos os caminhos levam ao cérebro.

Como funciona a reestruturação

Laura é uma mãe de 48 anos. Casada com Jim por 20 anos e mãe de uma filha, Caroline, e um filho, Andrew, começou a ganhar peso com quarenta e poucos anos. Quando chegou para fazer consulta comigo, ela tinha cerca de 15 kg quilos de sobrepeso. Embora Laura fizesse dieta de vez em quando, perdendo alguns quilos cada vez antes de recuperar tudo de novo, estava convencida de que o ganho de peso era em função da meia idade. "É natural", insistia ela. "Todo mundo na minha idade aumenta de peso. Não tem muita explicação."

Boa parte do ganho de peso, ela admitia, vinha de uma tendência relativamente recente de atacar doces e *junk food* (comida "lixo" – de alto teor calórico e baixo valor nutritivo). Laura explicava essa vontade particular como "hormonal" – uma mudança de gosto vivida por todas as mulheres na pré-menopausa.

Pelo menos, isso era o que Laura afirmava até que passou pelo primeiro passo do programa TDO, o teste de oscilação que você fez lá no capítulo 2. Ela ficou surpresa com o nível de turbulência refletido em sua alta pontuação de oscilação; havia ficado tão acostumada com seus sintomas que já pensava neles como partes normais de si mesma.

À medida que conversávamos, Laura conseguia identificar três razões básicas para o desequilíbrio que havia feito seu cérebro oscilar: os membros da família. Caroline, dezesseis anos, vinha mostrando sinais de distúrbio alimentar há dois anos. O marido, Jim, não era nada comunicativo, nem sobre o problema com Caroline nem sobre qualquer outra coisa. E a reação de Andrew a isso tudo foi simplesmente fugir da família sempre que podia por tanto tempo quanto podia. Laura ficava olhando para o problema de cada membro da família individualmente e era assoberbada por ele: carente, frustrada e cronicamente agitada.

Para Laura, esses sentimentos de frustração e agitação acionaram perturbações espelhadas em mecanismos cerebrais essenciais. Eles eram o insulto ao cérebro dela que o levavam a oscilar. Embora tivesse muita confusão em sua vida, ela tinha o peso como o problema para o qual precisava de ajuda. Sequer pensava em mencionar outras tendências preocupantes que haviam se instalado mais ou menos ao mesmo tempo que as mudanças nos hábitos alimentares: não tinha vontade de fazer exercícios, encontrava desculpas para fugir de encontrar com os amigos, ficava quieta de maneira fora do normal em seus próprios pensamentos a maior parte do tempo, acordava de manhã sentindo-se cansada a maioria das vezes, abandonou as tarefas domésticas e assistia a TV mais que nunca.

Laura é um caso típico de muitas pessoas que procuram ajuda para gerenciar o peso. Inconscientemente, ela havia estruturado suas mudanças alimentares para se encaixar nas concepções equivocadas populares sobre ganho de peso. Não considerou que seus outros problemas estavam ligados à sua alimentação. Estruturou seu ganho de peso em termos da crença cultural e popular: **quando você ganhar peso, concentre-se na sua alimentação.** Laura simplesmente seguia as diretrizes do dogma há muito instalado, aceito, que supõe uma conexão linear entre o excesso de comida por um lado e o ganho de peso por outro.

Ela justificou o fato de ceder a suas vontades nada saudáveis. Afinal, sua família estava se deteriorando; não era hora para ela tomar conta das coisas mais refinadas da vida, como fazer exercícios. O cuidado consigo mesmo tornou-se um luxo no qual não podia investir; ela fechou os ouvidos a suas próprias necessidades e fez da família sua prioridade. Com coisas maiores com que se preocupar do que seu próprio bem-estar, o prazer de comer era o brilho de seu dia. Como ela poderia se privar da única coisa que ainda estava lhe fazendo sentir-se bem?

Pouco sabia ela que seu cérebro estava reagindo da mesma maneira. Com tanta coisa acontecendo, muitas delas infelizes, seu cérebro desistiu de se manter firme. Quem tem energia para regenerar novas células para substituir as que morreram por causa, entre outras coisas, da dieta ruim e do estresse de Laura? O cérebro dela desistiu de se manter e se aprimorar porque dificilmente poderia cumprir com as demandas que sua oscilação estava impondo. O ganho de peso era apenas uma consequência de seus problemas.

Munida de uma "foto instantânea" de sua atividade cerebral, Laura deu um close em seu cérebro e reestruturou seu desejo aumentados por "porcarias" crocantes. Ela viu que sua revolução emocional enfraquecia sua disposição e capacidade de impor um limite cognitivo – pôr um freio nos lanches não saudáveis. Começou a ver suas constantes ânsias como parte de toda uma cascata de desequilíbrios. Sono ruim, falta de exercícios e alimentação não saudável significavam mais irritabilidade e pouca energia, que, por sua vez, acionava vontades que a levavam a sentir ainda mais desespero, que, por sua vez, levava a desequilíbrios ainda maiores em seus mecanismos cerebrais e ainda menos sono, menos exercício, maior irritabilidade e menos energia. O cérebro alimentar de Laura fazia exatamente o que estava pré-programado para fazer; acionava o modo de alimentação, impulsionando-a a comer de forma inapropriada e excessiva.

> Uma vez que você reestrutura sua alimentação enxergando onde e como a conversa entre você e as partes estilhaçadas de seu cérebro se decompõem, você conseguirá reeducar essas partes de seu cérebro.

Uma vez que Laura viu isso, ela entendeu seu excesso de comida e ganho de peso no contexto do que estava acontecendo dentro de seu cérebro, não no contexto de ceder a ânsias por fraqueza moral ou aceitar passivamente uma mudança hormonal normal.

Ela reestruturou sua percepção de por que estava acima do peso, e essa reestruturação permitiu que se concentrasse totalmente na reeducação que teria que usar para driblar, resistir ou controlar a vontade de comer demais ou de comer de forma inapropriada.

Saber que seu excesso de comida está ligado à oscilação já está anos-luz além de outras abordagens de perda de peso. Mas você pode fazer um *upgrade* na "foto instantânea" com um *close-up* que mire em um mapa mais detalhado de seu cérebro. O segundo passo do programa TDO está direcionado a localizar a parte específica do seu cérebro onde reside seu desequilíbrio e identificar a natureza do mau funcionamento que precisa ser corrigido.

Uma vez que você reestrutura sua alimentação enxergando onde e como a conversa entre você e as partes estilhaçadas de seu cérebro se decompõem, você conseguirá reeducar essas partes de seu cérebro. **O resultado?** Seu sistema não usará o padrão pré-configurado de comer quando for confrontado pela oscilação, por mais turbulentas que sejam as circunstâncias.

Como a reestruturação pode ajudar você a perder peso

Quando você vê o excesso de comida e o ganho de peso como equivalentes a desequilíbrios cerebrais, o paradigma automaticamente muda. **Mas, como se faz isso?**

Primeiro, você faz os autotestes neste capítulo. Pode parecer que as perguntas não têm nada a ver com alimentação; elas não perguntam quanto nem quantas vezes você come. Na verdade, os itens estão perguntando simplesmente se você, em geral, está confortável e satisfeito vivendo sua vida cotidiana. Mas não se engane; essas perguntas têm tudo a ver com seu desejo excessivo de comida. Elas revelam sinais que denunciam o que pode estar acontecendo dentro de sua cabeça. Suas respostas podem ajudar a apontar os possíveis culpados para seu excesso de comida – áreas do cérebro que perderam o equilíbrio.

Como isso é possível? No esforço contínuo de mapear o cérebro, os cientistas identificaram e continuam identificando a função de cada local do cérebro. Esses esforços levaram a mapas cerebrais que podem apontar uma função para um local específico. Um sintoma que, frequentemente, pode ser traduzido como mau funcionamento ou paralisação de uma ou mais áreas do cérebro. Se, por exemplo, você tem tremores consistentes, sente-se no limite e tem medo de falar em público, a área dentro do seu cérebro conhecida como gânglios basais (o centro das tremedeiras) provavelmente está hiperativo. O que mais você faz quando treme ou se sente pressionado? Beliscar alguma coisa é um efeito colateral demasiadamente conhecido.

Em seguida, vamos supor que você venha a atribuir muito de seu excesso de comida a um excesso de atividade no centro de tremedeira. A reestruturação ajuda você a gerenciar sua alimentação tratando as causas básicas – ansiedade, tremedeira e tensão muscular. O próximo passo lógico é olhar para a informação sobre como gerenciar essa ansiedade: uma caminhada, uma massagem, uma ligação telefônica ou visita a um amigo que lhe dá consolo, psicoterapia, ou uma aula de *yoga* ou *tai chi*.

Perceba o quanto a reestruturação pode ajudar você a tratar de sua tremedeira sem ter que beliscar nada! Reestruturar ajuda você a mudar seus esforços para encontrar soluções para seu problema de ansiedade. Em vez de usar dopamina e outras substâncias químicas para sentir-se bem, fornecidas por alimentos calóricos para saciar seus gânglios basais, você resolve problemas e encontra soluções eficientes e duradouras.

Tudo bem, mesmo se você não acreditar nem por um minuto que fará a coisa lógica, alvejando sua tensão com soluções saudáveis em vez de sedar a si mesmo com comida, existem boas chances de que as informações sobre as causas raízes do excesso de comida ainda possam ajudá-lo. Uma vez que você entende essas causas, não pode desaprendê-las; a consciência, por si só, é um enorme fator para ajudar a controlar o excesso de comida.

A reestruturação e as causas internas do excesso de comida

Existem quatro categorias básicas de acionadores do ato de comer: a necessidade do corpo de se reabastecer; pistas externas da cultura gastronômica; pistas emocionais internas; e, finalmente, a combinação de pistas emocionais internas e pistas externas de alimentação da cultura gastronômica.

A reestruturação é especialmente vital para inibir o ato de comer emocional. Isso porque a maior parte da comilança por trás do ganho de peso é considerada como sendo acionada por estados internos, tais como emoção, fadiga, sonolência e outras confusões internas. Você já aprendeu em capítulos anteriores sobre a tendência do cérebro de cumprir as deficiências em uma área compensando em outra ("despindo um santo para vestir outro"). O mesmo se aplica às reações do sistema límbico: uma vontade é muito parecida com a outra. Embora, para seu cérebro reflexivo, as coisas que você anseia sejam completamente diferentes uma das outras, todas as vontades – seja de comida, sexo, tranquilidade, poder ou agito – são controladas por estruturas que, coletivamente, formam o sistema límbico.

Você pode usar a própria tendência do cérebro de reestruturar e cumprir sua ânsia (necessidade) de comida com uma mais saudável. Uma vez que a experiência física é exatamente a mesma, seja comida, sexo, ou uma orgia de compras, use a imaginação e satisfaça uma que não envolva calorias.

O que você está fazendo é reestruturar o significado de suas ânsias. É tudo uma questão de interpretação: se você acha que sua vontade de comer um *brownie* só irá embora quando comer um *brownie*, pense novamente. Seu cérebro está pedindo prazer, estímulo, fuga ou distração. Por que comer *brownies* para satisfazer o desejo, quando você sabe que o cérebro está programado para receber exatamente a mesma quantidade de prazer de numerosas opções não-calóricas? "Alimente" seu cérebro com esses prazeres, e ao longo do tempo, ele se reprogramará para ansiar por essas atividades em vez dos *brownies*. Quanto mais vezes você fornecer um prazer não-calórico ao cérebro quando ele "pedir" um *brownie*, menos você pensará em *brownies*.

> Se você acha que sua vontade de comer um brownie só irá embora quando comer um brownie, pense novamente.

Em outras palavras, sua vontade aparentemente insaciável de comida não é amplamente diferente de uma vontade simultânea de ver seu velho amigo John. Você pode usar sua energia para marcar um encontro com John, e pode (1) ser distraído de ruminar sobre comida e (2) ainda dar ao cérebro o que ele precisa na frente emocional. Reunir-se com John pode, então, reduzir a tensão no seu cérebro, ajudá-lo a restaurar o desequilíbrio químico ou elétrico e (como bônus adicional) diminuir a intensidade de sua vontade de comer. Você cede às suas vontades não-calóricas em vez de suas vontades de comida.

A repetição é a chave para reprogramar seu cérebro. Se você substitui a vontade de comer de hoje por um jogo de golfe com John, a vontade de comer de amanhã por uma caminhada no bosque, e a vontade de comer do dia seguinte por uma ida à academia, você pode começar a criar uma nova sequência de respostas a essas vontades. Quanto mais você repete a sequência, mais fácil fica fazê-la e mais forte fica a sequência.

Como? Pense no seu cérebro como semelhante ao tocador de MP3; ou seja, ele mantém um registro do que você escutou com mais frequência, e aquelas músicas automaticamente dominam a lista de reprodução padrão que o MP3 configura. Quanto mais você "reproduz" prazeres diferentes de comida para satisfazer às necessidades límbicas, maior a probabilidade de que seu cérebro as use como padrão automático e menores as probabilidades de você reproduzir seu próprio tom de padrões alimentares não saudáveis.

Neste momento, seu cérebro deve estar preso na lista de reprodução do *brownie*, partindo do pressuposto que comer *brownies* faz com que você se sinta emocional, física e cognitivamente em boa forma. Tudo bem, você reproduziu aquele tom – "sentir-se deprimido" = comer *brownies*" – com demasiada frequência no passado e seu cérebro ainda está preso nele. Então, mude a lista de reprodução, escolhendo novos tons para se tornarem padrão. Cada vez que você faz uma escolha saudável, você fortalece os caminhos do cérebro para sentir-se emocional, física e cognitivamente em forma pelo prazer corporal mais do que pelos brownies. Com o tempo, esses prazeres saudáveis dominarão a lista de reprodução, e é lá que seu MP3 interno irá quando houver uma lombada na estrada emocional.

> Cada vez que você faz uma escolha saudável, você fortalece os caminhos do cérebro para sentir-se emocional, física e cognitivamente em forma

Vamos passar para os testes que farão com que você reestruture o que aprendeu sobre oscilações nos termos específicos ao seu cérebro. Depois podemos desenhar um programa de reeducação que incluirá tanto exercícios gerais de boa forma como exercícios de condicionamento local para seu desequilíbrio particular.

Tenha um alvo: reestruture

Nos capítulos 1 e 2, demos uma olhada no cérebro em geral e no cérebro alimentar em particular. Exploramos algumas das complexidades do cérebro e falamos tanto sobre seu poder de regular nosso peso como sua falta de poder em evitar o peso uma vez que uma oscilação se manifeste. Você aprendeu que o cérebro tem sua própria arquitetura singular, formada por nossa herança genética, seu meio ambiente, sua experiência, até mesmo sua personalidade. Como mencionamos no capítulo 2, existem pelo menos cinco locais ou estruturas cerebrais que são facilmente observáveis, deixam sinais que denunciam os padrões alimentares, e podem ter um impacto particularmente profundo nos hábitos alimentares. São eles o córtex pré-frontal, o sistema límbico, os gânglios basais, o giro cingulado e o arco do prazer ou sistema de recompensa.

O córtex pré-frontal (o freio do cérebro), juntamente com o lóbulo frontal, é onde o cérebro desempenha "funções executivas" tais como au-

Figura 3-1

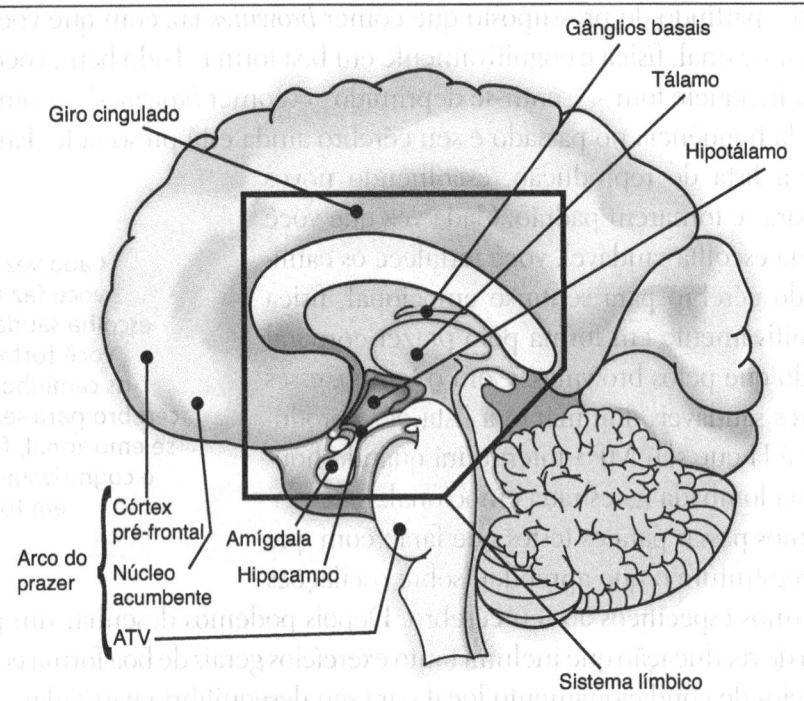

(Diagrama do cérebro cortado no meio com as seguintes indicações: Gânglios basais, Tálamo, Hipotálamo, Giro cingulado, Córtex pré-frontal, Amígdala, Núcleo acumbente, Hipocampo, ATV, Arco do prazer, Sistema límbico)

Cérebro cortado no meio mostrando os cinco locais do cérebro ligados ao excesso de comida emocional e o ato de comer movido pelo prazer ou "viciante"

torreflexão, consideração de diferentes cursos de ação, planejamento, cálculo e imaginação. Última área a atingir maturidade – vai até por volta dos 25 anos –, ajuda a inibir o comportamento compulsivo. É fácil adivinhar as consequências positivas de um sistema de frenagem robusto: ele permite fazer uma pausa e levar em consideração as consequências. Quando o córtex pré-frontal funciona mal, um sintoma possível pode ser o comportamento fora do controle ou dificuldade de fazer uma pausa antes de tomar uma ação, como não ser capaz de fazer uma pausa e levar em conta suas opções de comida antes de atacar aquele *sundae* de caramelo. É a área que ajuda você a "pensar antes de pular" em vez de avançar impulsivamente, em alta velocidade, e enfrentar consequências negativas mais adiante. O músculo de freio mais importante do cérebro é localizado nessa área. Quando está forte e bem conectado com o resto do seu motor (outras estruturas cerebrais), você pode fazer escolhas de comida mais saudáveis – pelo menos a maior parte do tempo. Sub-atividade no córtex pré-frontal já foi associada a distúrbios de controle de impulso e comportamentos como alcoolismo, comportamento sexual arriscado e vício de drogas.

Você conheceu o **sistema límbico** anteriormente; ele é a parte do "Come-Come" do nosso cérebro e a sede de nossas emoções. Problemas ou instabilidade nesse sistema podem significar que suas emoções regulam nossa alimentação. Os acionadores internos mais comuns para o excesso de comida estão localizados em estruturas límbicas.

Os **gânglios basais**, ou centro das tremedeiras, é onde reside a tensão. A instabilidade aqui pode levar a comer para ter algo para fazer ou para escapar de inquietação e ataque de nervos.

O **giro cingulado** é a chave de liga/desliga da flexibilidade do cérebro. Pense nele como um interruptor para a fluidez, ou o "nível de excelência": o quanto você está aberto a mudanças na rotina. Quando o interruptor não está funcionando bem, sua alimentação pode cair em hábitos e rituais ruins ou não saudáveis. O excesso de atividade nessa área do cérebro pode tornar difíceis as mudanças comportamentais que são tão necessárias para reprogramar seu cérebro e corrigir comportamentos alimentares. "Eu sou teimoso e meu cérebro é tão teimoso quanto uma mula – ele quer se manter das maneiras antigas para sempre." Foi dessa maneira que Jordan, que estava lutando contra uma dor muscular causada por tensão crônica, bem como oscilações de humor e sobrepeso, expressou seu desânimo de que seu cérebro estava levando tempo demais para se reconectar.

Finalmente, existe o **arco do prazer**, áreas do cérebro que coordenam seus esforços para fornecer sua rede pessoal de caminhos de prazer. Uma vez conectado ao prazer da alimentação, o sistema fica mais forte com cada refeição prazerosa. Uma rede de prazer alimentar forte pode resultar em vontades poderosas de comer que são tão difíceis de resistir quanto a ânsia por drogas que causam dependência. A Tabela 3-1 (páginas 67-69) resumem o que é e o que faz cada uma dessas cinco áreas – e por que é importante em termos de alimentação. Tome um pouco de tempo para revisar o quadro para ver como seu cérebro funciona para influenciar a maneira como você come.

Agora, esteja pronto para pôr seu próprio cérebro para trabalhar. As próximas páginas contêm afirmações que correspondem a cada uma das cinco áreas do cérebro. Responda **sim** (parece comigo) ou **não** (realmente não me descreve) para cada afirmação. Ao final de cada bloco de afirmações, conte seu número de respostas "sim" e escreva o número na caixa apropriada. Como pode adivinhar, o que estamos fazendo aqui é mapear suas autodescrições para as partes pertinentes do seu cérebro. Isso nos ajudará a mirar as partes que precisam ser reeducadas.

Evidentemente, todos os seus pontos problemáticos não estarão confinados a uma única área de seu cérebro; cada área impulsiona tanto respostas "sim" como "não". Mas a proporção de afirmativas será um guia para reeducar seu cérebro alimentar: a área que recebe a maior parte de respostas "sim" será seu primeiro alvo para reeducação, aquela com o próximo maior número será o alvo número dois e por aí vai. Os tipos de exercícios de reeducação que projetamos para você também dependerá de que parte particular do seu cérebro precisa de mais trabalho. Obviamente, é importante ser escrupulosamente honesto e muito cauteloso ao passear por essas afirmações. Pronto? Comece.

Córtex pré-frontal   S   N

1. Para mim, é muito penoso esperar em filas. _____ _____

2. Quando vejo algo que quero, tenho que comprar, mesmo que eu não possa pagar por aquilo. _____ _____

3. Raramente conquisto o que me proponho a fazer. _____ _____

4. Não sou organizado. _____ _____

5. Tenho dificuldade de prestar atenção. _____ _____

6. Acho difícil esperar minha vez. _____ _____

7. Tenho dificuldade de me lembrar das coisas. _____ _____

8. Tenho histórico de abuso de álcool. _____ _____

9. Como em excesso. _____ _____

10. Perco o foco e rapidamente perco interesse em meu programa de perda de peso. _____ _____

11. Tenho dificuldade de pensar sobre as consequências das minhas ações. _____ _____

12. Raramente questiono as motivações por trás de minhas ações e sentimentos. _____ _____

13. Fico entediado facilmente. _____ _____

14. Para mim, é muito penoso retardar o prazer. _____ _____

15. Não fico descansado após dormir.
16. Sinto que estou numa névoa mental.
17. Geralmente existe um drama em minha vida.
18. Falo em tom alto.
19. Falo demais.
20. Falo de menos.
21. Frequentemente falo o que não devo.
22. Sinto-me deprimido ou fui diagnosticado com depressão.

Total de respostas "sim": _____

Sistema límbico

	S	N

1. Com frequência, sinto-me sozinho.
2. Tenho dificuldade de confiar nas pessoas.
3. Tenho dificuldade de me sentir próximo às pessoas.
4. Tenho muita dificuldade de encontrar um sentido para minha vida.
5. Sou muito preocupado.
6. Ou eu me sinto realmente ativo e positivo, ou exausto e emocionalmente descontrolado.
7. Sinto-me irritadiço.
8. Choro com frequência.
9. Como comidas de conforto em excesso.
10. Já abusei de álcool e drogas.
11. Frequentemente me sinto insatisfeito.
12. Gostaria de ser mais relaxado.
13. Não me sinto conectado com as pessoas ao meu redor.
14. Sou muito esquecido.
15. Para mim, o copo geralmente está meio vazio.
16. Raramente termino o que começo; perco interesse ou começo outra coisa.

17. Tenho dor na coluna lombar.
18. Penso que poderia ser mais feliz do que sou hoje.
19. Como em excesso e depois tomo purgante.
20. Fui diagnosticado com depressão.
21. Tenho dificuldade de lutar contra meus sentimentos negativos.
22. Tenho dificuldade de dormir.
23. Não encontro muita alegria no que outros consideram divertido.
24. Sofro de baixa autoestima.

Total de respostas "sim": _____

Gânglios basais

S   N

1. Quando estou nervoso, minhas mãos e outras partes do meu corpo tremem.
2. Tenho espasmos; sou irrequieto.
3. Sou, ou já fui, bulímico.
4. Tenho dificuldade de me sentar por longos períodos de tempo, como no cinema.
5. Meus músculos do pescoço são tensos.
6. Entro em pânico com facilidade.
7. Tenho dores de cabeça ou enxaquecas.
8. Tenho mãos grudentas.
9. Passo muito tempo preocupado com o que os outros pensam de mim.
10. Tenho medo de conflitos e os evito.
11. Tenho dificuldade de adormecer ou de dormir continuamente.
12. Acho difícil obedecer o limite de velocidade quando dirijo.
13. Tenho inteligência muito acima do padrão.

14. Como em excesso nos finais de semana ou durante o tempo livre. _____ _____

15. Tenho pressão alta. _____ _____

16. Às vezes, tenho um aperto no peito ou dificuldade de respirar. _____ _____

17. Fico chocado com facilidade. _____ _____

18. Tenho um "estômago nervoso". _____ _____

19. Sinto irritação nos ombros e no pescoço. _____ _____

20. Tenho uma agenda sobrecarregada, depois sinto-me exaurido e desgastado tentando fazer tudo que planejei. _____ _____

21. Fico sem graça em situações sociais. _____ _____

22. Gosto de mastigar: lápis, unhas, comidas crocantes. _____ _____

23. Não me lembro de onde vêm pequenos arranhões e feridas. _____ _____

Total de respostas "sim": _____

Giro cingulado   S   N

1. Sinto-me pressionado e ansioso. _____ _____

2. Meus amigos e minha família acham que sou teimoso. _____ _____

3. Sou muito preocupado. _____ _____

4. Gosto de todas as coisas em seus devidos lugares. _____ _____

5. Sou arrumado. _____ _____

6. Não consigo me desprender de meus pensamentos negativos. _____ _____

7. Tenho uma inteligência acima da média. _____ _____

8. Não sou bom de fazer testes. _____ _____

9. Com frequência, sinto-me exausto. _____ _____

10. Não gosto de mudanças de última hora. _____ _____

11. Guardo rancor. _____ _____

12. Pequenas coisinhas me irritam. _____ _____

13. É difícil tirar uma ideia da minha cabeça. _____
14. Penso demais em comida. _____
15. Já abusei de álcool ou outras drogas. _____
16. Uma vez que tenho um plano, é difícil mudar
para outros. _____
17. Acho difícil me controlar quando outros emperram meu
caminho. _____
18. Faço compras compulsivamente. _____
19. Como compulsivamente. _____
20. Tenho dores frequentes. _____
21. Gosto de jogos de azar. _____
22. Penso no que está errado antes de considerar o que está
certo na maior parte das situações. _____
23. Já fui diagnosticado com distúrbio alimentar
no passado. _____
24. Sou rígido nas minhas maneiras. _____
25. Gostaria de ser mais criativo. _____
26. Sou muito "cabeça-dura" numa discussão. _____
27. Sou estressado no trânsito. _____

Total de respostas "sim": _____

Arco do prazer   S   N

1. Sinto que meu amor pelo sabor da comida é maior do
que de outras pessoas.

2. Uso uma linguagem altamente rebuscada para descrever
meu amor por comida: esplêndido, fantástico, inacreditável.

3. Sou viciado em comida.

4. Sinto prazer em pensar em comida.

5. Já abusei de álcool ou outras drogas.

6. A comida é minha amiga.

7. Gosto de correr riscos.

8. Tenho uma lata de refrigerante, chiclete ou um lanche ao meu alcance a maior parte do tempo.

9. Não consigo esperar para levar minha comida favorita para casa; como no caminho ou o quanto antes.

10. Comer me dá uma sensação de euforia.

11. Tenho tendência a comer em excesso os mesmos tipos de comida repetidamente.

12. Tenho forte vontade de comer doces.

13. Tenho forte vontade de comer coisas gordurosas.

14. Sou desorganizado.

15. Quando faço dieta para perder peso, sinto-me facilmente privado de algo.

16. Costumo atacar comida quando estou estressado.

17. Como em excesso alimentos doces, cremosos, macios.

18. Ataco comida por um dia ou mais no dia que saio da dieta.

19. Sou impulsivo.

20. Eu procrastino.

21. Sou extrovertido.

22. Eu me distraio facilmente.

23. Já tomei remédio para controlar o peso.

24. Geralmente como a refeição correndo.

25. Perco as coisas desproporcionalmente.

Total de respostas "sim": _____

É possível, e mesmo provável, que você tenha uma pontuação alta em mais do que uma parte do cérebro. Essa sobreposição é normal. Mas a pontuação mais alta aponta para a área que mais domina seus padrões e hábitos alimentares particulares. Talvez domine o córtex pré-frontal, e sua alimentação seja movida pelo impulso. Ou você é um "comedor emocional", cujo padrão alimentar faz ziguezague porque seu sistema límbico domina. Ou você simplesmente é viciado no prazer de comer em padrões alimentares dominados pelo arco do prazer.

Seja qual for o resultado, sua pontuação está lhe dizendo que parte ou partes precisam desempenhar melhor se seu cérebro for encontrar equilíbrio em formas saudáveis, em vez de apelarem para a comida. Isso significa que você, finalmente, sabe onde enfocar a reeducação do seu cérebro para gerenciar o peso com sucesso.

Agora que você tem uma idéia melhor dos seus pontos vulneráveis ou problemáticos e pode dar nome a eles, pode ver ainda mais precisamente como eles dão as ordens na sua alimentação. O próximo passo é reestruturar, de acordo com isso, seu entendimento sobre comer em excesso: "Eu como em excesso porque o [área indicada] no meu cérebro está hiperativa. Meu cérebro aprendeu a usar as substâncias químicas que resultam de comer certos alimentos para acalmar e equilibrar essa área." Repare como essa fase imediatamente conduz você a dar passos corretivos para aliviar a área do cérebro afetada, antes que você sequer comece a pensar numa dieta.

Quando você já sabe o grau de oscilação e as possíveis áreas do cérebro por trás do seu excesso de comida, pode dedicar um esforço e tempo especiais para o uso das ferramentas e ações recomendadas no programa TDO para fortalecer e estabilizar essas áreas.

Essa é toda a ideia de usar a cabeça para perder peso! Use o próprio poder do cérebro para ajudá-lo a se reconectar e livrar-se da comilança indesejada. O programa TDO lhe ensina os passos – ferramentas eficientes que automaticamente levam seu cérebro a melhorar.

Tabela 3-1

Área do cérebro	Função	Impacto na alimentação se a área estiver instável

Córtex pré-frontal (o cérebro racional)	• Funções executivas
	• Conhecimento teórico
	• Imaginação
	• Associações
	• Pensamento abstrato
	• Retardo de recompensa
	• Planejamento
	• Operações cognitivas complexas
	• Controle de impulsos
	• Inibição de impulsos e comportamentos autodestrutivos
		• É mais difícil para você parar de comer os alimentos errados.
		• Você tem dificuldade de manter o foco em sua tarefa de perder peso.
		• Comer tende a ser impulsivo e não planejado.
		• Você acha difícil fazer o seguinte:
		  Planejar, prever
		  Perseverar no caso de contratempos
		  Evitar situações de excesso de comida
		  Evitar comer fora de controle
		  Manter-se consciente das implicações do excesso de comida

Sistema límbico (o cérebro emocional)	• Comportamentos necessários à sobrevivência: sono, sexo, sociabilidade • Funções afetivas: medo, raiva, paixão, amor, ódio, alegria, tristeza, etc.	• Você tem vontade intensa de comer comidas calóricas de conforto • Você come demais ou de menos para superar baques emocionais. • Você se sente viciado em certos alimentos ou em todos os alimentos. • Você é influenciado pelas pistas de alimentação da cultura gastronômica. • Você consegue limitar o excesso de comida quando se lembra que aquela comida não é saudável. • Você come de forma saudável quando outras pessoas a sua volta comem de forma saudável.

Área do cérebro	Função	Impacto na alimentação se a área estiver instável
		• Você experimenta sentimentos de depressão, tristeza, baixa autoestima, desconforto, irritabilidade e insatisfação.
		• Você se sente deslocado e isolado socialmente, tornando ainda mais difícil lutar contra seus sentimentos negativos.
Gânglios basais (o cérebro que regula tensões)	• Supressão de ações indesejadas que possam interferir em um comportamento desejado	• Você come em excesso quando se sente particularmente nervoso e irrequieto.
		• Você come em excesso alimentos que particularmente não aprecia.
		• Você continua a comer depois que a refeição fica fria ou come comida que você não lhe dá apetite.
		• Você come para "ter algo a fazer" ou como uma forma de "engolir" os sentimentos.
		• Você come inconscientemente: assistindo a TV, dirigindo, no cinema, lendo, ou à mesa de trabalho.
		• Você prefere mastigar alimentos crocantes.
		• Você tem sintomas de nervosismo e estresse: tensão muscular, tiques, tremores, dores de cabeça, pânico e preocupação com o que os outros pensam de você.
		• Você não se arrisca nem enfrenta as pessoas; evita todo tipo de conflito.

Giro cingulado (o cérebro que regula a flexibilidade)	• Ajuste das reações do corpo à experiência emocional • Regulação da resposta a dor • Regulação do comportamento agressivo	• Você come em excesso os mesmos alimentos durante longos períodos de tempo. • Você come em horários fixos ou por hábito, sentindo fome ou não. • Você come em excesso principalmente para combater sintomas físicos. • Você tem dificuldade de deixar formas antigas de cozinhar e comer. • Você tem vontade regular da mesma comida na mesma hora.
Arco do prazer (a parte do "sentir-se bem" do cérebro)	• Regulação da euforia e do prazer • Localizado no mesencéfalo, acionado por qualquer substância que aumente endorfinas e dopamina e serotonina, causando sentimentos de prazer • Quando subativado, causa o oposto do prazer, a anedonia • Determina a sensibilidade ao prazer, neuroquímicos • Essas redes sinalizam a necessidade de prazer a outros sistemas com intensa urgência que impulsiona esses sistemas a agir imediatamente.	• Quando sub-ativo ou quando você perde sensibilidade aos seus efeitos prazerosos, você pode ter vontades intensas, especialmente de alimentos calóricos que você raramente consegue controlar. • Você reage com intenso prazer a alimentos calóricos, obtendo um "barato" geralmente associado a drogas com forte poder de causar dependência. • Ao comer em excesso crônico alimentos densamente calóricos, você pode fazer com que esse sistema bloqueie a liberação de neuroquímicos prazerosos obtidos pela alimentação, fazendo com que constantemente busque mais e mais comidas de conforto. • Suas vontades poderosas podem ser mais bem tratadas com métodos usados para tratar dependência de álcool e drogas.

O Segundo Passo

- Ajuste das respostas do corpo à experiência atual (o cérebro que recusa a pausa e a regulação do sono/despertar flexíveis)
- Regulação da resposta ao pâncreas
- Regulagem do comportamento compulsivo
- Arco da dor ao prazer (a parte se submete, "parar se submete", como se o cérebro abandonasse o prazer)
- Regulação da euforia e do prazer localizado no mesencéfalo, acionado por qualquer substância que aumente a dopamina e provoque sensações de prazer
- Quando o superávido obsessivo causa o prazer
- Determina a inibilidade de prazer
- Depois, a necessidade de prazer se abaixa, entra em renúncia com outros interesses que neurônicos outros sinais representam sinais de medidas

- Você come em excesso principalmente com colheres fáceis.
- Você tem dificuldade de deixar de comer.
- Você tenta regular de mesma comida na contrario.

- Quando obtive ou quando você perde sensibilidades dos seus efeitos prazerosos, você pode encontrar dezenas especialmente de alimentos ou drogas que você raramente consegue alimentos a rezar com intensa prazer, geralmente você cede com obsessão, mu "parar" no fornecer poder de chamar.
- A consumo crônico excesso de poder com drogas e dependência.
- A consumo crônico excesso de poder com drogas, excesso ainda pode fazer obsessão e liberdade, pelo obstáculo este sistema com resultado excesso de construir, com resultado faremos com que contribuem objeto busca mais e mais conduta podem bem de ouro com reposição para acima.
- Suas vontades poderão ser mais fracas com redes e rodos

4

O Que o Cérebro Alimentar Fez, Pode Desfazer

O cérebro sempre em mudança

Neuroplasticidade é a capacidade do cérebro de se reorganizar e reestruturar em consequência da experiência por toda a vida. Especificamente, significa que, quando você muda ou adquire novas habilidades, como desenvolver novos comportamentos alimentares, seu cérebro, fisicamente, se alterará para refletir essas mudanças. Como você pode imaginar, o processo tem seus pontos fortes e fracos.
O fato de o cérebro ser capaz de mudar não é surpresa. Como órgão, sua principal função é ajudar-nos a nos adaptar ao mundo ao nosso redor e, à medida que o mundo ao nosso redor muda, o cérebro troca de atividade de um local para outro e muda sua estrutura real, as próprias funções que ele desempenha. As demandas do ambiente determinam o que é mantido e o que é eliminado.

O cérebro fornece a matéria-prima, mas o ambiente é o escultor. Por exemplo, nosso cérebro moderno manteve apenas uma fração das capacidades de processamento visual e cheiro que nossos ancestrais primitivos tinham. Isso porque nós não mais contamos tanto com o cheiro ou a acuidade visual para a sobrevivência. Por outro lado, a quantidade de tecido cerebral dedicada a processar informação cognitiva aumentou dramaticamente porque é o que o ambiente de hoje exige. O cérebro faz mudanças de adaptação para se acomodar a nossas necessidades críticas.

O processo começa muito cedo, mesmo antes do nascimento. De fato, do momento em que você começou a flexionar o punho no útero, sua interação com o mundo afetou o desenvolvimento do seu cérebro. A saúde e os hormônios de gestação de sua mãe, as circunstâncias de seu nascimento, e, posteriormente, a velocidade e consistência com que alguém veio até você quando você chorava quando bebê – essas e outras experiências influenciaram como seu cérebro começou a prosperar e crescer e como ele começou a oscilar e se desequilibrar.

Hoje em dia, através de técnicas de imagem e outras tecnologias, podemos ver dentro do cérebro de maneira tão minuciosa que podemos apontar as mudanças causadas por essas diferentes experiências. Além disso, podemos realmente identificar as mudanças específicas que elas acionaram em enzimas ou proteínas. Com frequência, essas mudanças podem ser relacionadas com o comportamento, inclusive alimentar.

Alguns estudos mostram, por exemplo, que, se o choro do bebê é constantemente ignorado, as estruturas internas ao sistema límbico, o centro emocional do cérebro, posteriormente serão alteradas. As trilhas de comunicação do cérebro são literalmente enfraquecidas, e existe uma redução no volume de substâncias químicas que o cérebro libera. Essas mudanças microscópicas levam a mudanças estruturais maiores que podem, mais tarde, causar problemas tais como ansiedade, depressão e excesso de comida.

Você pode estar se perguntando como um órgão que evoluiu com o propósito único de nos ajudar a prosperar em qualquer mundo em que nasçamos pode causar mudanças na nossa conexão que pode nos sabotar a longo prazo. O cérebro não é insensível; ele simplesmente provoca mudanças adaptativas. Quando os choros do bebê são ignorados, o cérebro dele decide que não vale a pena gastar energia em manter ativa a área envolvida no ato de chorar. É melhor desviar atenção e energia para outras funções, talvez áreas que ajudem o bebê a fazer contato visual ou levantar os braços. O cérebro tem que encontrar outra forma de garantir que o bebê consiga a atenção que precisa para sobreviver, mas não tem condições de preservar o que acha inútil.

Essa capacidade de ser alterada (plasticidade) é a característica mais essencial do cérebro. Sem ela, não poderíamos aprender, desenvolver-nos ou progredir. O outro lado da moeda, como vimos no capítulo 2 quando falamos sobre a causa de sua oscilação, é que o cérebro pode reagir a mudanças rápidas ou repetidas no ambiente de formas que parecem perigosas. Isso é exatamente o que aconteceu com a alimentação.

De forma simples, nossa cultura gastronômica contemporânea se formou rápido demais para que o cérebro se adaptasse com o cuidado que poderia ter tido. Eu comparo isso a milhares de memorandos chegando a um escritório ao mesmo tempo, cada um decretando uma ligeira mudança de procedimentos. Como você poderia estar a par das novas políticas sem ficar assoberbado ou confuso? Não poderia. Tudo que você poderia reter seria uma ideia geral do que seriam as novas políticas.

De maneira semelhante, as mudanças rápidas na abundância de alimentos não levaram a mudanças correspondentes no cérebro alimentar. Ele ainda opera sob os princípios ora obsoletos de quanto mais comida, melhor e quanto mais calóricos os alimentos, melhor. Mudanças rápidas baixaram a guarda do cérebro alimentar. Em consequência, estamos operando sem os pesos e contrapesos exigidos necessários para se manter saudável no mundo de hoje.

> As mudanças rápidas na abundância de alimentos não levaram a mudanças correspondentes no cérebro alimentar. Ele ainda opera sob os princípios ora obsoletos de quanto mais comida, melhor e quanto mais calóricos os alimentos, melhor.

A mariposa, a chama e o cérebro alimentar

É um pouco como a mariposa atraída pela luz. A mariposa parece, para nós, que está se dirigindo deliberadamente para a auto-imolação. Isso é um erro evolucionário? Todas as criaturas não buscam sobreviver, prosperar e passar seus genes adiante pela procriação? Sim, mas a evolução da mariposa parece estar presa num certo atraso de tempo. Milhões de anos atrás, antes de existir a luz artificial, a mariposa desenvolveu mecanismos para se orientar usando a luz existente do sol e das estrelas. Se as luzes artificiais tivessem tido um papel na evolução da mariposa, hoje a mariposa, supostamente, teria mecanismos para distinguir a luz artificial da natural, e as que fizessem a distinção com sucesso teriam sido naturalmente selecionadas para sobreviver e prosperar. **Quem sabe?** Talvez essa transição evolucionária esteja acontecendo agora, e as mariposas daqui a mais um milhão de anos sejam capazes de distinguir facilmente as luzes que as guiam e as luzes que podem destruí-las.

De forma semelhante, o cérebro humano evoluiu sua regulação de equilíbrio e a vontade de comer durante um tempo que antecede, de longe, a cultura gastronômica contemporânea. A necessidade de mecanismos para inibir o excesso de comida não era maior do que havia para as mariposas de distinguir a luz artificial da celeste. Como aquelas mariposas de destino fatal, os seres humanos não têm intenção de se matar; apenas estão seguindo instruções que, em algum momento, deram impulso a suas chances de sobrevivência.

O que tudo isso ocasiona é que você está frente a frente com algumas forças bastante poderosas quando tenta perder peso mudando sua forma de comer. Você não está somente lutando contra sua própria força de vontade, e você não está simplesmente enfrentando uma cultura gastronômica que constantemente convida você a comer alimentos não saudáveis. Não, você na verdade está num cabo-de-guerra contra seu cérebro, um cérebro que está inerentemente pronto para ganhar peso. E mais, a predisposição inerente a ganhar peso é exacerbada por duas realidades importantes. Uma é que o cérebro tem mecanismos de proteção contra a abundância da cultura gastronômica de comidas calóricas, incitando você a comer.

O cérebro não teve capacidade de acompanhar, no sentido evolucionário, todas as mudanças rápidas na abundância de comida de nossa era. Ele ainda opera sob a teoria enterrada de que, quanto **mais comida houver, melhor será**. Busque e coma tanto quanto possível e armazene as calorias extras; esse é o caminho naturalmente selecionado para a sobrevivência, ou pelo menos era há dois milhões de anos. O cérebro de hoje, ainda lendo aquele primeiro memorando de sobrevivência, simplesmente baixou a guarda, e, consequentemente, estamos operando sem os pesos e contrapesos necessários para nos mantermos saudáveis no mundo de hoje.

A outra realidade é o direcionamento insidioso dessa vulnerabilidade (a escassez de pesos e contrapesos para regular a alimentação) pelos marketeiros de comida. Num sentido muito real, as tendências naturais do cérebro colidem com o *neuromarketing* moderno, o tipo de *marketing* tão impregnado na cultura gastronômica contemporânea que faz uso de dados neurocientíficos para manipular nossos cérebros a comprar e comer determinados alimentos em grandes porções.

A boa notícia é que vamos fazer uso da neuroplasticidade que é tão central ao gênio do cérebro para conter essas realidades. As mudanças no seu comportamento alimentar pode reescrever seu antigo programa, e a pré-configuração que operava os antigos comportamentos alimentares não saudáveis podem ser reestruturados. Neste capítulo, você vai aprender o que faz o cérebro prosperar de forma que se afasta da sua oscilação em direção a uma alimentação saudável. Você também aprenderá sobre os fatores ambientais que podem dar instabilidade ao cérebro e devem ser evitadas se você vai gerenciar o peso de forma saudável para o resto da vida.

Você pode mudar seu cérebro? Sim!

Pesquisas mostram claramente que mudar o cérebro através da reeducação funciona. Por um lado, tem-se mostrado que o conceito de reabilitação cognitiva funciona em vítimas de derrame e mesmo entre idosos que começaram a viver os assim chamados momentos senis. Em essência, a atividade do cérebro simplesmente é redirecionada do tecido cerebral danificado ou em deterioração para o tecido saudável restante, ajudando-o a montar novas conexões e fortalecer aquelas já poupadas.

Como isso funciona? Por muitas décadas, partia-se do pressuposto que as células nervosas ou neurônios danificados por traumas na cabeça, derrame ou mal de Alzheimer basicamente estavam mortos e que esses neurônios eram as únicas células do corpo que não podiam ser regeneradas. Essas sabedoria um tanto dogmática foi virada de cabeça para baixo quando neurocientistas, com destaque para Elizabeth Gould, descobriram que os animais expostos a jaulas domésticas estimulantes ("decoradas" com uma variedade de cores e brinquedos) realmente experimentavam uma regeneração das células nervosas. O cérebro simplesmente gerou novas células e ficou mais saudável e em melhor forma, especificamente pelo crescimento de processos neuronais no córtex e a proliferação de células gliais, que sustentam e nutrem o sistema nervoso. Pouco depois dessa descoberta, os anos 90 do século XX foram declarados como a "década do cérebro" pelo presidente dos EUA George H. W. Bush à medida

> Por muitas décadas, partia-se do pressuposto que as células nervosas ou neurônios danificados por traumas na cabeça, derrame ou mal de Alzheimer basicamente estavam mortos e que esses neurônios eram as únicas células do corpo que não podiam ser regeneradas.

que a tecnologia avançada de imagem nos permitia dar uma olhada dentro de cérebros humanos vivos, motivo pelo qual se está fazendo história nesta área mesmo enquanto você lê isto.

As descobertas da dra. Gould foram replicadas por outros cientistas e tiveram consequências profundas no cenário dos métodos neurológicos de tratamento. Mas isso foi apenas o começo: as comunidades científica e de saúde estão fazendo novas descobertas o tempo todo. Em resumo, essas descobertas mostram que, além das cores e brinquedos, uma caminhada no bosque, certos tipos de comida e certos medicamentos são o que se chama **neurotróficos** – literalmente, "que nutrem as células nervosas". Substâncias e condições neurotróficas ajudam a nutrir as células existentes e aumentar a produção de células de proteína para sobrevivência e bom desempenho.

> Certamente, se o cérebro pode se recuperar do dano e da deterioração de uma derrame, também pode se recuperar do "dano" de hábitos alimentares inapropriados.

Certamente, se o cérebro pode se recuperar do dano e da deterioração de uma derrame, também pode se recuperar do "dano" de hábitos alimentares inapropriados. É isso que nos mostra a pesquisa da dr. Gould. O que você fará no programa TDO é o uso desta pesquisa para mudar seu próprio cérebro. Você usará a conexão intrínseca do cérebro para coagi-la a fazer a coisa certa e comer de maneira saudável.

O estilo de vida muda o cérebro

Mas como? Para responder a isso, vamos olhar para o Programa de Longevidade Saudável (Gary Small, *The Longevity Bible* [New York: Hyperion, 2006], publicado no Brasil como *A Ciência da Longevidade*, editora Agir). Durante quatorze dias, metade dos participantes do estudo simplesmente realizaram suas atividades cotidianas normais, enquanto a outra metade tinha que seguir as seguintes rotinas diárias:

- Uma caminhada.
- Exercícios mentais, tais como palavras-cruzadas ou jogos intelectuais.
- Uma dieta de alimentos ricos em ácidos graxos ômega 3 e antioxidantes e pobre em índice glicêmico.

- Técnicas de relaxamento para redução do estresse.

Ao final de quatorze dias, os participantes do programa de longevidade mostraram melhora na memória de trabalho e outras diferentes medidas de boa forma cerebral em relação àqueles que não fizeram nada. Uma sofisticada tomografia por emissão de pósitron (PET), que permite observações cerebrais profundas, comparou a atividade cerebral "antes" e "depois" daqueles que passaram pelo programa e os que não passaram. Os cérebros dos participantes do programa registraram maior atividade no córtex pré-frontal lateral dorsal – a área mais ou menos acima do final da sobrancelha – uma área do cérebro associada à memória de trabalho.

Em suma: se o trabalho da dra. Gould e outros neurocientistas provaram que o cérebro pode "se recuperar" e se reconectar – que podemos desfazer o dano de até uma vida inteira de alimentação não saudável e inapropriada – o estudo de longevidade saudável mostra que a reconexão pode acontecer rapidamente, mesmo com mudanças de estilo de vida relativamente simples.

> A conclusão da qual não se escapa é de que, com mudanças apropriadas no seu ambiente e estilo de vida, você pode mudar seu cérebro – e, com isso, a forma como você come

Torne-se o personal neurotrainer do cérebro

A conclusão da qual não se escapa é de que, com mudanças apropriadas no seu ambiente e estilo de vida, você pode mudar seu cérebro – e, com isso, a forma como você come! Em vez de usar a comida para se equilibrar, seu cérebro olhará para forças e fatores que o fazem prosperar para encontrar o equilíbrio. Primeiramente, vamos falar sobre o que evitar para que seu cérebro não fique mais fraco e instável.

Sete coisas a se evitar
Obviamente, uma falta de qualquer um dos fatores neurotróficos pode impedir a boa forma do cérebro. Mas outros sete fatores que afetam, adversamente, a capacidade do cérebro de prosperar e se renovar devem ser anotadas. Em sua maior parte, esses fatores refletem uma interação física,

social e emocional inadequadas, em geral começando na infância. Com esse tipo de insuficiência neurológica, algumas experiências essenciais da vida tais como amor, alegria, empatia, interesse ativo, curiosidade e mesmo a ligação saudável com outra pessoa podem estar além de nossa capacidade. É simples, apesar de triste: se as peças-chave do *hardware* estão faltando, isso se mostrará em nosso comportamento.

- Uma dieta que prejudica o cérebro.
- Prazer insuficiente.
- Falta de atividade física.
- Distúrbios emocionais e doenças físicas.
- Estresse.
- Envelhecimento prematuro.
- Dificuldades da pobreza passíveis de prevenção.

Aqui estão, em mais detalhes, sete fatores "antineurotróficos" que se deve tentar evitar.

Uma dieta que prejudica o cérebro – Sim, uma dieta rica em nutrientes particulares foi o primeiro fator mencionado entre os 20 maiores para se incluir como parte do nosso ambiente. Mas é igualmente importante evitar certos alimentos e certos padrões se você quer manter o cérebro saudável – e ajudar a se manter saudável. Especificamente, tente evitar alimentos gordurosos, alimentos hipercalóricos e alimentos processados.

Alimentos hipercalóricos, alimentos pobres em fibras e alimentos ricos em gorduras, especialmente gordura animal, podem causar um aumento de inflamação no corpo, um processo que gera radicais livres e leva à lesão de todos os tecidos do corpo, particularmente tecido cerebral. Uma dieta rica em gordura animal também pode prejudicar o cérebro de outra forma: causa uma inflamação que enfraquece as paredes dos vasos sanguíneos, que leva ao entupimento das artérias. Artérias bloqueadas ou parcialmente bloqueadas significa menos oxigênio e nutrientes alcançando o cérebro. Uma vez que o cérebro é o órgão do corpo mais sensível ao oxigênio, mesmo pequenas diminuições no fluxo de sangue afetam seu funcionamento.

Podemos pensar nos alimentos hipercalóricos como drogas potentes. Eles liberam seus ingredientes para dentro do trato gastrintestinal (também conhecido como cérebro primitivo, já que se origina da mesma estrutura neonatal que o cérebro, o tubo neural). Uma vez ingeridos, esses alimentos (gorduras, açúcar, chocolate e afins) podem acionar a liberação de substâncias químicas gastrintestinais bem como cerebrais e hormônios que agridem a saúde e o funcionamento normal de nosso potencial genético. Lembre-se, descobertas no campo da nutrigenômica nos dizem que os alimentos podem mudar nossos blocos de construção básicos de DNA.

Na minha opinião, a maior ameaça ao nosso bem-estar por um excesso de comida não saudável é à nossa cognição. Pensar, aprender, planejar e resolver problemas e a velocidade com que imaginamos as coisas parecem ser mais lentos em adultos obesos e crianças obesas. O excesso de comida não saudável afeta substâncias químicas e hormônios do cérebro que interrompem nossa atenção e, com isso, interferem em nossa consciência do mundo a nossa volta, ofuscam nossos sentidos e criam o efeito de "parabrisa sujo". Em outras palavras, a liberação e a regulação de neurotransmissores afeta diretamente a intensidade e duração de sua atenção e capacidade de absorver e processar informação; interferir nessas capacidades cognitivas causa uma falta de clareza e a ofuscação dos insumos sensoriais. Você pode dizer que alimentos hipercalóricos são bons para uma coisa, afinal: eles abafam os efeitos sufocantes de alguma coisa desagradável. Como *neurotrainer* do seu cérebro, seu primeiro trabalho é ficar atento que, se o mundo ao seu redor está criando mais desconforto que você pode administrar, seu cérebro pode optar pela leve sedação que trazem esses alimentos.

Alimentos hipercalóricos também são marcados por um alto índice glicêmico; eles elevam os níveis de açúcar no sangue no momento em que atingem seu estômago. Embora essa "corrida" possa fornecer um poderoso golpe de satisfação, ela arquiva essa reação no segmento do vício do seu cérebro, e não na seção de nutrição. Mais tarde, quando ativada, essa área do cérebro pode gerar vontades intensas que são tão difíceis de resistir quanto os velhos demônios da nicotina, do álcool, e outras drogas que causam dependência física.

Em geral, evite alimentos processados, especialmente aqueles que são tão cheios de conservantes e aditivos sintéticos que têm um longo prazo de validade. Ingredientes de alimentos como HFCS e o óleo de palma podem afetar o sistema cardiovascular que, além de prejudicar o resto do seu corpo, também diminui o suprimento de sangue e oxigênio para o cérebro. Isso pode reduzir a capacidade do cérebro de regenerar neurônios ou manter redes fortes saudáveis, que podem, por sua vez, levar a uma diminuição do alerta mental e ao "ócio" do intelecto.

Além de evitar esses alimentos em particular, evite comer em excesso de modo geral. Um excesso, mesmo de uma coisa boa (ou seja, comidas saudáveis) é um excesso. Comer em excesso é um fardo para seu corpo, que tem um árduo trabalho extra para digerir, absorver e eliminar produtos excedentes. Esse trabalho desvia da energia finita suprimentos que poderiam ser usados para coisas mais construtivas, como ser **curioso** e **divertir-se** – dois atributos que ajudam o cérebro a prosperar. Agora também sabemos que doenças como câncer, bem como os efeitos debilitantes do envelhecimento, são acelerados pelo consumo excessivo de qualquer alimento.

Prazer insuficiente – Mais e mais americanos parecem sofrer de adenonia, ou seja, um senso de prazer cronicamente diminuído. O fato de que cada vez mais um número maior de pessoas sofre com carência de prazer e satisfação em meio a uma prosperidade econômica é estarrecedor. No entanto, estudos mostraram que ter mais dinheiro do que o necessário para satisfazer nossas necessidades básicas não compra a felicidade. Isto é, a renda está correlacionada com a felicidade somente quando é insuficiente para suprir as necessidades básicas. Acima desse nível, a renda deixa de ser predicativo ou de se relacionar com os parâmetros de felicidade como prazer e satisfação.

A anedonia pode ser, em parte, consequência de viver uma vida cada vez mais isolada, solitária. Um estudo recente mostrou uma diminuição no número de amigos com que os americanos conversam em uma base constante. Menos amigos significa menos apoio social, um ingrediente essencial para o prazer e o bem-estar.

Falta de atividade física – Um estilo de vida inativo encolhe e atrofia músculos que você pode ver, como em seus braços e abdome. Também encolhe um músculo escondido: o cérebro. A inatividade física pode contribuir para menores redes neurais, tanto a diminuição de redes existentes como o falência das novas células de se apegar às redes existentes, provavelmente devido aos efeitos negativos no sistema cardiovascular que compromete o fornecimento de oxigênio e através de lesões do tecido cerebral por causa de inflamação. Além disso, uma vida sedentária faz menos uso dos sistemas cerebrais que nos orientam no espaço, ou seja, que nos impedem de nos perder ou esquecer onde estão as chaves. Você conhece a regra: se não usar essas áreas do cérebro, seu cérebro supõe que você não precisa delas, então não gasta energia fortificando-as e mantendo-as. O resultado pode ser: perder-se quando está dirigindo, perder a coordenação, ou mesmo perder o fio da meada numa conversa. Aposto que você não tinha se dado conta de que ser do tipo que fica sentado no sofá pode ter consequências desagradáveis de tão amplo alcance!

Ao contrário do que você pode esperar, o cérebro prospera não quando está de férias ou no fim de semana, mas quando envolvido confortável e integralmente em conquistar um objetivo. De fato, parece que, quando você entra de férias, seu cérebro também entra. "Cérebro de férias" pode significar uma queda de uns vinte pontos de QI.

Distúrbios emocionais e doença física – Uma saúde cerebral ótima é certamente comprometida por condições que nem sempre conseguimos evitar. O mal de Alzheimer, esclerose muscular, autismo, distúrbios de ânimo como depressão ou ansiedade, e distúrbios de pensamento como esquizofrenia podem inibir o funcionamento ótimo do cérebro. Qualquer coisa que você possa fazer para tratar, mitigar ou retardar os efeitos desses distúrbios beneficiará seu cérebro.

Estresse – Sem dúvida, a sopa química mais neurotóxica a que o cérebro está habitualmente exposto é manufaturada dentro de nossos próprios corpos cada vez que nos sentimos excessivamente pressionados ou sob estresse. A sopa é feita de neuroquímicos e hormônios tais como cortisol e adrenalina, sendo que ambos lesionam o tecido cerebral e praticamente todas as partes do corpo. As substâncias químicas acionadas pelo estresse, como a epinefrina, constringem os vasos sanguíneos; com o tempo, isso pode significar que um fornecimento reduzido do sangue oxigenado está atingindo os principais órgãos do seu corpo. O estresse libera radicais livres que lesionam o tecido e aumentam o apetite e também o acúmulo de gordura, especialmente em torno do abdome.

O descontrole emocional que o estresse produz, um reflexo do sistema límbico inflamado, faz com que busquemos uma tranquilidade e alívio nos alimentos, especialmente comidas de conforto que tendem a ser ricas em calorias. Vimos em estudos em adultos que sofreram abuso ou trauma de infância como o choque e a dor dessas experiências prejudicaram algumas estruturas essenciais do cérebro. Como vários veteranos do Vietnã, essas vítimas da violência mostram um hipocampo – a área do cérebro associada com memórias emocionais – significativamente menor. Estresses extremos lesionam o sistema límbico (o cérebro emocional) e armam o cenário para a ansiedade, depressão, irritação e infelicidade que pode durar uma vida inteira.

Mas você não tem que sofrer abuso ou ir para a guerra para reagir dessa maneira. Qualquer forma de estresse pode deixar o cérebro num estado de aflição com necessidades indesejadas. **O resultado?** O cérebro substituirá uma necessidade límbica por outra, usando a comida para inibir a irritação ou para trazer relaxamento e segurança. Chame isso de "alívio límbico". Assim, o ganho de peso é quase inevitável.

Envelhecimento prematuro – É absolutamente inevitável, mas o cérebro perde cerca de 9% de sua massa original à medida que envelhece – uma perda que é mais pronunciada em homens que em mulheres – e que afeta o pensamento, a memória e o planejamento. Simplesmente acontece. Somente se retardarmos os efeitos do envelhecimento, ajudando nossos cérebros a prosperar, podemos retardar esse processo; seguramente, não vamos parar com ele.

Pobreza – A pobreza e fatores que são resultados típicos dela, como moradia inadequada, violência, superpopulação, falta de estímulo positivo e um ambiente sombrio, geralmente desprovido, são os maiores riscos à saúde do cérebro. Cada um desses fatores atuando sozinho pode devastar a capacidade do cérebro de prosperar, mas a pobreza tipicamente combina vários, se não todos eles, fazendo dela um fator antineurotrófico ainda mais forte. Acrescente-se ao risco de desenvolver doenças o estresse físico e emocional causado pela discriminação e a desaprovação social. Resumindo, um mundo árido não instiga ou motiva o corpo como um todo (ou o cérebro em particular) a prosperar. Mas a imagem não é de completa falta de esperança: os golpes negativos causados pela pobreza podem ser bloqueados por um único relacionamento essencial de apoio, por exemplo, com a mãe. Lembre-se, você pode se encontrar vivendo na pobreza e ainda conseguir evitar parte das consequências para o cérebro.

Mais fatores estão para ser identificados, mas esses sete são acionadores essenciais que fazem com que o cérebro perca sua validade, riqueza e equilíbrio. Eles fazem com que oscile e, consequentemente, passem a comer como um meio de compensação.

Seu ambiente para estimular o cérebro
Crie um ambiente cheio dos seguintes neurotróficos de primeira:

- Uma dieta que estimule o cérebro
- Flexibilidade
- Tempo de ócio
- Desafio e diligência
- Interação social positiva
- Exercício
- Beleza
- Toque
- Novidades
- Sono
- Prática

"Alimente" o cérebro com essas experiências, e em breve estará bem no caminho para reeducar seu cérebro para prosperar em padrões alimentares saudáveis.

Uma dieta saudável ao cérebro – Já sabemos há tempos que "você é o que você come". Como parece, isso é especialmente verdade em relação ao cérebro. Então, você não ficará surpreso ao saber que todos os alimentos que sabemos que são bons para nós são muito eficientes em ajudar o cérebro a prosperar. **Isso é uma regra empírica?** Qualquer coisa inteligente para o coração é inteligente ao cérebro. Uma melhora na saúde cardiovascular faz com que o cérebro receba oxigênio e glicose sem impedimento para o processamento mental. Assim, a culinária do estilo mediterrâneo e japonês ajudam o cérebro a florescer. Antioxidantes também são essenciais; eles diminuem a formação de radicais livres que podem lesionar órgãos e vasos sanguíneos. Uma vez que o cérebro é o usuário mais forte da energia do corpo, está particularmente vulnerável às lesões por radicais livres. O tecido cerebral e sensível a inflamação, então alimentos ricos em ácidos graxos ômega 3, como peixe e hortaliças, também são importantes. Uma dieta de baixa caloria e baixa gordura com quantidades limitadas de carboidratos simples podem retardar os efeitos do envelhecimento. Frutas, legumes, grãos integrais, nozes, todos os alimentos que sabemos que são bons para o corpo também são bons para o cérebro. O capítulo 7 fornecerá mais detalhes sobre comer bem para melhor saúde do cérebro.

Flexibilidade – O cérebro responde bem a encontrar novas e diferentes formas de resolver as coisas, em vez de métodos rígidos e restritos. Já sabemos há anos que personalidades rígidas não têm o mesmo sucesso para resolver problemas ou manter a saúde mental, e agora aprendemos que mesmo organismos microscópicos têm uma chance maior de avançar e se desenvolver quando sua aparência física é flexível e constantemente aberta a mudanças. **Qual é a lição?** Preserve um pouco de ordem, mas fique solto e certifique-se de que está disposto a aceitar e abraçar mudanças em sua vida; é bom para o cérebro.

Tempo ocioso – Já foi dito que caímos no pensamento mais criativo quando estamos em três lugares que, em inglês, começam com a letra b: *bus*, *bathtub* e *bed* (ônibus, banheira e cama). Mudar de contexto e "ficar à toa" ativa partes diferentes do cérebro e ajuda a direcionar sua atividade a áreas aonde não se vai com frequência. Os padrões de atividade das ondas cerebrais elétricas mudam e, em geral, áreas do cérebro usadas com pouca frequência e novos padrões das ondas cerebrais têm as respostas que buscamos e nos ajudam a mudar de perspectiva.

Desafio e diligência – Ao contrário da sabedoria convencional, não somos mais felizes nos fins de semana e nas férias. Temos mais probabilidade de nos sentir "fluindo", ou plenamente presentes, enquanto estamos envolvidos numa tarefa em que podemos nos perder e que achamos, ao mesmo tempo, prazerosa e desafiadora. Por trás da experiência do fluxo está uma inacreditável sopa de neuroquímicos e atividade cerebral que produz memórias emocionais, aprendizado, prazer e atenção tranquila essenciais. Estar fluindo altera a consciência. Ficamos totalmente absorvidos pelo projeto em mãos. O tempo para. Geralmente acontece quando fazemos algo que achamos difícil, mas ainda dentro do alcance de nossas capacidades. Se uma tarefa é difícil demais, a frustração resultante nos impedirá de nos sentir totalmente envolvidos. Significativamente, uma característica chave dos centenários saudáveis é estar física e mentalmente ativos além dos sessenta anos.

Das palavras cruzadas e *sudoku* a aprender um instrumento musical ou uma nova língua, o desafio constroi massa muscular, espaço e conexões. Já se mostrou que desafiar o cérebro de pessoas com condições neurológicas como mal de Alzheimer retarda o progresso da doença e reduz o declínio cognitivo. Uma forma fácil de fornecer um desafio estimulante é inibir suas tendências normais. Se você é destro, force-se a usar a mão esquerda em tantas atividades cotidianas quanto consiga: esvaziar o lava-louças, virar as páginas do livro, usar o controle remoto da TV. Viver em um ambiente que é física e mentalmente estimulante não somente ajuda a manter a saúde do cérebro, mas também protege o cérebro da deterioração que resulta de condições de envelhecimento e neurológicas.

Interação social positiva – Numerosos estudos mostram que, quanto mais encontros sociais positivos ou suporte social tivermos, mais felizes e saudáveis nós somos. Qual o motivo? Tal interação promove as substâncias químicas de sentir-se bem que afirmam um sentido positivo do *self* e nos fazem sentir-se aceitos, seguros e confiantes. Mesmo um simples "bom dia" de um estranho passando na rua pode melhorar o ânimo durante horas, enquanto redes de apoio fortes – família e amigos – estimulam o sistema imunológico, como já se mostrou.

Você provavelmente já ouviu falar da **"terapia do riso"**, na qual os terapeutas tentam injetar um pouco de humor em situações da vida. Você pode até ter ouvido sobre os benefícios do **"*yoga* do riso"** para o corpo e a alma. Se é uma gargalhada por causa de uma boa piada ou uma risada casual e fácil por uma interação agradável, a resposta emocional vem do sistema límbico e do neocórtex – o cérebro emocional e a área responsável pelo funcionamento mental mais elevado, respectivamente – e ajuda todo o cérebro a prosperar. Rir é, realmente, o melhor remédio para tudo e é de graça. Lembre-se disso: é o contador da piada, não o ouvinte, que ri mais, então tome a palavra e conte uma piada.

Oferecer-se, mostrar gentileza ou simplesmente ajudar amigos e família é outra maneira excelente de estimular a saúde do cérebro. Estender uma mão de ajuda faz tão bem ao doador como ao receptor. Aumenta os níveis de dopamina, serotonina e uma cascata de substâncias químicas felizes subsequentes que elevam seu estado de ânimo e emocional. Estamos falando de um presente que continua se dando! Você pode começar seu próprio movimento de massa de boa forma cerebral com um ato único e público de gentileza.

Exercícios Exercitar-se ajuda o cérebro a manter a massa muscular e gerar mais músculo. Aumenta o fluxo de sangue para o cérebro, ativa as áreas envolvidas na memória (o hipocampo), a coordenação (o cerebelo) e o estresse (o cerúleo). Exercitar-se pode até mesmo reverter a degeneração relacionada à idade, não importa qual for a sua idade; em testes de laboratório, os cérebros de animais velhos que se exercitavam regeneraram até 50 por cento mais células novas que os de animais inativos mais jovens.

Beleza A beleza banha o cérebro com substâncias químicas tróficas; você se sente melhor no curto prazo mesmo que essas substâncias químicas ajudem a reconectar seu cérebro no longo prazo. A beleza tem um efeito positivo na função cognitiva, melhorando sua capacidade de resolver problemas e afiando experiências sensoriais. Esses neuroquímicos também afetam a qualidade de suas emoções, enchendo você de otimismo, bem-estar e uma consideração positiva de si mesmo e dos outros.

A beleza que é visualmente estimulante é de especial ajuda. Avanços recentes permitiram que cientistas observassem mudanças dentro de células visuais únicas inserindo um sistema de imagem dentro dos cérebros de animais vivos. Quando os animais estão hospedados num ambiente adornado – um ambiente que é estimulante visualmente e contém uma abundância de texturas – cientistas podem observar células nervosas mudando em resposta a esses adornos. Especificamente, o adorno visual acionou a liberação de uma proteína que aumentava a qualidade da informação visual recebida. O adorno visual faz com que você veja as coisas com nitidez e conduz às áreas que você deve olhar, ajudando você a tornar-se um detector e avaliador ainda mais eficiente do mundo ao seu redor. Em termos do cérebro, um ambiente visualmente adornado é um ambiente que seja complexo: contém cantos, ângulos, contornos e contrastes; em outras palavras, imagens que são carregadas com a maior quantidade de informação. É mais uma confirmação de que os neurônios têm plasticidade; eles reagem ao que você vê. Ao desenhar, ativamente, o mundo com isso em mente, você pode ajudar a afiar e desenvolver o seu cérebro.

Toque – O toque é curativo e estimulante. Ficou provado que a massagem não somente relaxa os músculos, mas também aumenta os níveis de dopamina e serotonina, neurotransmissores que carregam mensagens e sinais de elevação do ânimo entre as células. Não é nem necessário estar emocionalmente investido na pessoa que toca em você para ganhar efeitos positivos; qualquer forma de ser tocado (voluntariamente, claro) aciona substâncias químicas e reações neurotróficas no sistema límbico. Quanto mais toque, maior o número de células geradas dentro da amígdala e mais rica e mais recompensadora a experiência.

Novidade – Sabemos que os bebês, assim como os adultos, preferem imagens novas a imagens familiares. Mas, por que devemos buscar experiências não familiares? Acontece que a novidade aciona um circuito específico dentro do cérebro que aumenta o aprendizado, então retemos mais informações e somos motivados a explorar o mundo e aprender até mais.

Sono – Dormir suficientemente numa base regular é necessário para o seu cérebro florescer. Noites sem dormir significam dias de mau humor, e tendemos a aliviar o mau humor beliscando alguma coisa. A falta de sono causa baixos níveis de leptina, um hormônio de proteína que regula a absorção de energia. A baixa leptina faz com que você fique mal-humorado e isso aumenta seu nível de grelina, o "hormônio da fome" que estimula seu apetite e faz você comer.

Diferentemente de outros distúrbios de sono, os tipos de carência de sono que levam ao excesso de comida parecem estar diretamente relacionados ao estresse diário. É por isso que a estratégia para dormir de maneira sadia para conseguir perder peso tem como foco minimizar o estresse ao longo do dia.

Alimentos hipercalóricos são outro sério culpado nessa equação. Dados acumulados mostram que comer esses alimentos mais ou menos cronicamente faz com que o cérebro perca a capacidade de regular funções como o sono e a emoção, e também o peso. O motivo parece ser que os alimentos acionam o mau funcionamento do cérebro quando se trata de integrar informação. Uma gama de síndromes físicas, cognitivas e emocionais é a consequência: uma desregulação global que se apresenta em excesso de peso, déficits cognitivos, distúrbios de sono e problemas emocionais.

Então, novamente, o que fortalece o cérebro – sua natureza dinâmica – também se mostra ser seu calcanhar de Aquiles: quando um sistema está com desempenho abaixo do ideal, a falha pode ter um efeito cascata para outros sistemas e atrapalhar o desempenho deles. Na maior parte das vezes, os tipos de distúrbios de sono que o excesso de peso sofre estão relacionadas ao estresse; assim, tendo o estresse como alvo, você melhora as chances de perder e gerenciar peso com sucesso – e, claro, você também vai dormir melhor.

Prática – O velho adágio é verdadeiro: a prática leva à perfeição, especialmente se você pratica perfeitamente. Sabe por quê? Cada vez que você pratica uma habilidade, de chutar uma bola de futebol a tocar escalas no piano, as conexões do cérebro responsáveis por essas habilidades se fortalece. As células se aproximam, estreitando o vão ou a sinapse entre elas, o que ajuda a melhorar o desempenho e a precisão da velocidade. Além disso, com cada repetição, o sinal para gerar mais desse tipo de célula fica mais forte. Como consequência, mais células são geradas. O cérebro pode até recrutar células de áreas vizinhas que normalmente têm pouco a ver com o futebol ou o piano, e encarregam essas células de ajudar a driblar ou tocar acordes, dando a essas funções um penso neural maior e, com isso, maior habilidade. Pense nisso: se você repete ações que fazem com que busque satisfação comendo determinados alimentos, seu desempenho nisso também se fortalecerá. Quanto mais você reforça todos os comportamentos saudáveis sobre os quais você leu neste capítulo, mais forte seu cérebro será e mais suscetíveis às ferramentas que você aprenderá a usar no capítulo 6.

Resumindo: construa seu ambiente o quanto possível a partir dos blocos de construção dos fatores neurotróficos; evite o quanto puder os sete antineurotróficos. Mantenha seu cérebro saudável para que ele não apele para a comida como solução para seus desequilíbrios. Como você pode ver, a abordagem dinâmica inibe a alimentação pelo seu cérebro, não pela boca!

Estimulando o cérebro para superar a alimentação não saudável

Agora você já viu como o comportamento do cérebro é espelhado no comportamento pessoal. As pessoas sob estresse de preocupações financeiras, problemas familiares ou contratempos pessoais tipicamente baixam os padrões de higiene, param de usar cinto de segurança quando dirigem, e comem o que estiver disponível no momento. As pessoas infelizes com suas vidas tendem a abandonar os luxos de manter a si próprios; elas querem somente sobreviver a sua infelicidade. E as pessoas sobrecarregadas pelas prioridades da vida moderna descobrem que, se alguma coisa tem que ser deixada, será a saúde. Quando você está trabalhando em dois serviços, não tem tempo para uma caminhada diária, que dirá uma noite de sono reparador ou a refeição equilibrada clássica três vezes ao dia.

Evidentemente, é precisamente durante essas horas de estresse ou infelicidade ou de se sentir sobrecarregado que o cérebro, aturdido por soluções para problemas emocionais ou físicos, volta ao velho modo *standby*: o modo de alimentação. Quando suas interações com o mundo não estão satisfazendo suas necessidades e o cérebro não consegue integrar todos os aspectos de suas experiências de vida para permitir que você se sinta satisfeito e à vontade, você apela para a comida. A comida se torna uma ferramenta de equilíbrio; ela traz equilíbrio. **E daí se é uma solução temporária?** Como disse o cientista/autor/filósofo Rudy Rucker, a vida, afinal, é uma solução temporária atrás da outra.

> É precisamente durante essas horas de estresse ou infelicidade ou de se sentir sobrecarregado que o cérebro, aturdido por soluções para problemas emocionais ou físicos, volta ao velho modo standby: o modo de alimentação.

Seu cérebro alimentar revisitado

Seu histórico de vida – o quanto você tem sido capaz de satisfazer suas necessidades de pertencimento, amor, indústria, aceitação e segurança – modelou as conexões entre os neurônios que criam as redes que formam seu cérebro alimentar. Essas conexões são traduzidas em energia e o padrão desse fluxo de energia determina seu padrão individual de alimentação.

Vamos dar uma olhada em como a energia pode ser redirecionada para a alimentação. Ashley tem doze anos e está sendo criada em um lar barulhento e caótico. O drama diário é simplesmente demais para sua natureza empática, quieta e reservada. Ela é extremamente nervosa, sente-se exausta e aprisionada no papel de espectadora porque não tem o que precisa para se expressar. Então ela se recolhe ao seu computador e leva lanches consigo.

No caso de Ashley, sua característica inerente de evitar conflito e a aversão ao barulho levou-a a um excesso de atividade no sistema límbico: raiva, tristeza, vigilância, carência e incerteza. Como não havia passos evitáveis que Ashley poderia ter dado para escapar de seu problema, o cérebro dela, em sua própria sabedoria inerente, lidava com esse desconforto comendo em excesso. O cérebro fez uma "análise custo-benefício" e descobriu que deixar Ashley num turbilhão diário era desconfortável demais; comer oferecia um caminho fácil para o prazer e a fuga.

Quando você estiver examinando seus próprios acionadores de alimentação, leve isso em conta. Seu cérebro alimentar foi conectado para fugir de discórdia e prazer em um momento de sua vida quando você talvez não tivesse outra solução ou opção plausíveis; seu cérebro julgou que comer seria a melhor solução, dadas as circunstâncias. Isso resultou no uso pesado do modo de alimentação. Essa trilha neurobiológica é cravada em algo mais forte que a pedra: é cravada em tecido cerebral. Isso significa que dieta e força de vontade sozinhos realmente têm pouca chance de provocar perda de peso.

Graças à neuroplasticidade, a demanda e o uso pesado das redes que conectam a alimentação com o desconforto emocional tornam-se maiores e mais pesados ao longo do tempo até o ponto onde atrapalha muito pouco a frustração para lançar você no modo de alimentação. Essa resposta da alimentação de gatilho sensível a qualquer contratempo ou desconforto emocional só pode ser resolvido com a reprogramação e o redirecionamento. Suas próprias ações, a vida mais saudável e os comportamentos alimentares que você seguirá ajudarão a reestruturar seu cérebro novamente. Você pode por a neuroplasticidade para trabalhar para você!

Começando novamente

A capacidade de se mover em qualquer direção que você escolha no futuro parece estar bem no centro de toda a natureza humana e de sua natureza individual. Isso é chamado de começar de novo. Quando os cientistas examinam as fundações da natureza humana até as menores partículas que formam nossos corpos, percebem que essas partículas recomeçam constantemente. De fato, elas mudam de direção tão rapidamente que os cientistas não conseguem sequer prever seu próximo movimento; as próprias partículas determinam o resultado de seu comportamento futuro.

Começar novamente é um bem inerente a você. Mesmo se você foi criado com negligência, mesmo se seu cérebro foi privado de oportunidades de florescer, mesmo se você vem comendo alimentos hipercalóricos durante anos, neste exato momento você está numa posição de determinar a direção de sua vida.

Que direção será essa? Você está se dirigindo a um *refil* de refrigerante e de batatas-fritas? Não importa sua experiência no passado, você não precisa fazer isso. Mas se você quer viver e comer de forma diferente da maneira como está vivendo e comendo hoje, primeiro precisa mudar os padrões elétricos e neuroquímicos do seu cérebro. Você tem o poder para isso.

Estar aberto a mudanças é essencial. Rudy Rucker chama isso de grau de excelência – ou seja, estar aberto e receptivo a mudanças e adaptações que vão fazer você prosperar. O indivíduo excelente não está emperrado em uma marcha, ou frequência, do cérebro, que repetidamente conduz aos mesmos comportamentos alimentares de novo e de novo. Em vez disso, o cérebro excelente tem uma transmissão macia, bem lubrificada que troca de marcha com facilidade, dependendo do que está acontecendo tanto por dentro como por fora.

Esse é o cérebro que vai ajudar você a acessar e navegar no universo saudável que é exatamente tão real quanto o universo não saudável no qual você está preso, ou talvez até mais real que ele. O cérebro que você reeduca para a boa forma rejeitará o almoço de *fast-food* de ontem que você comeu sem sair do carro. Em vez disso, encontrará o equilíbrio que busca dizendo a você para andar até a *delicatessen* mais próxima na sua hora de almoço e pedir um sanduíche de peru no pão integral (sem batatas fritas) antes de caminhar de volta para o trabalho. Agora, vamos começar seu regime de boa forma cerebral!

> Mesmo se você foi criado com negligência, mesmo se seu cérebro foi privado de oportunidades de florescer, mesmo se você vem comendo alimentos hipercalóricos durante anos, neste exato momento você está numa posição de determinar a direção de sua vida.

PARTE 3

Reeduque

5

O Terceiro Passo

Reeducando com ferramentas de boa forma mental global

Você pensaria em pedalar 200 km em um dia sem o treinamento apropriado? A menos que você já seja um atleta de elite, provavelmente entraria primeiro num programa de treinamento esportivo que o iria, gradualmente, preparar para essa pedalada. E, como qualquer atleta, na verdade como qualquer pessoa que se prepare para uma atividade física, você começaria o condicionamento atlético com foco primeiro na boa forma "global". Isso significa prestar bastante atenção à alimentação, ao sono e ao treinamento global de força.

Um atleta ingênuo pode se concentrar em fazer agachamentos para fortalecer os músculos da perna ou exercícios ritmados que tenham como foco melhorar a velocidade da pedalada e negligenciar tempo e esforço para conseguir uma boa forma física total. Pernas fortes, embora vitais para pedalar uma longa distância, dificilmente o levarão até o final se o resto do corpo estiver flácido e fraco. Atletas inteligentes sabem que têm que enrijecer os músculos e fortalecer os ossos primeiro, antes de passar para o condicionamento específico do seu esporte. Eles sabem que não somente é uma perda de energia tentar forçar um corpo que não está pronto para ser forçado, mas pode ser realmente prejudicial, levando a entorses, distensões e outros tipos de lesões por estresse que pode deixá-los em repouso por meses, perdendo toda a temporada de ciclismo.

O mesmo acontece com o cérebro. As ferramentas de alimentação que você aprenderá a usar funcionam com muito mais eficiência e eficácia em um cérebro tonificado, lépido e dinâmico. As doze ferramentas ou ações de regulação que você começará a praticar neste capítulo são o equivalente do cérebro a um exercício corporal global, direcionado a gerar força, agilidade e elasticidade. Elas energizam e aumentam sua capacidade de auto-regulação. São a base sobre a qual você trabalhará posteriormente para fortalecer músculos do cérebro específicos relacionados à alimentação, por exemplo, o músculo do cérebro que ajuda você a escolher um lanche de cenouras, não um bolo.

Como funciona o estímulo do cérebro

A neurodinâmica é uma das disciplinas mais novas da neurobiologia. É uma forma dinâmica, "**não-linear**" de olhar para o funcionamento do cérebro, com foco na interação complexa e dinâmica entre as áreas do cérebro para explicar o comportamento. Por exemplo, um modelo neurodinâmico leva em conta a influência combinada de múltiplos mecanismos no comportamento alimentar. Uma forma linear de olhar para o comportamento alimentar é estudar mudanças somente nas áreas cerebrais que estão diretamente envolvidas na alimentação e não olhar para a maneira como essas mudanças se combinam para provocar o ato de comer em excesso.

> As doze ferramentas ou ações de regulação que você começará a praticar neste capítulo são o equivalente do cérebro a um exercício corporal global, direcionado a gerar força, agilidade e elasticidade

Nos primeiros dois capítulos, você aprendeu que, acima de tudo, o cérebro funciona como um todo dinâmico: maior, mais complexo e mais capaz que a soma de suas partes. No caso do comportamento alimentar, estudos científicos identificaram tendências do cérebro inerentes que trabalham sozinhas ou em combinação com outros mecanismos para levar ao excesso de comida em formas dinâmicas. Sempre que possível, foram forjadas ferramentas de estudos científicos para ajudar a redirecionar aquelas tendências para inibir a alimentação. As ferramentas de estímulo do cérebro que formam o programa TDO são, em sua maioria, derivadas dessa disciplina inovadora. Por esse motivo, você pode achar difícil ver como os aprimoramentos em algumas áreas do cérebro, por exemplo, equilíbrio e coordenação, podem levar a mudanças na alimentação; de cara, parecem não estar relacionadas, mas, neurodinamicamente, estão bastante interconectadas.

Use essas ferramentas de forma consciente e consistente como parte do programa TDO para estimular e nutrir seu cérebro, e seu cérebro estimulará e nutrirá você. Encontrará os prazeres inerentes a viver sem apelar para a comida para obter conforto ou fuga.

Essas ações não exigem grande esforço ou despesa, no entanto têm capacidade de trazer resultados profundos e positivos em um tempo razoavelmente curto. Um estudo recente mostrou que mesmo ajustes mínimos de estilo de vida (semelhantes àqueles do programa TDO) feitos ao longo de quatorze dias resultaram em mudanças estruturas e comportamentais mensuráveis no cérebro, além de uma perda de peso mensurável. Os cérebros dos pesquisados ganharam eficiência, dinamismo, capacidade de memória e função. Varreduras subsequentes do cérebro ajudaram a verificar esses efeitos e identificar áreas específicas que foram fortalecidas como consequência dessas mudanças.

> Você pode achar surpreendente que mudanças simples no estilo de vida podem ter efeitos tão profundos no cérebro e no bem-estar

Você pode achar surpreendente que mudanças simples no estilo de vida podem ter efeitos tão profundos no cérebro e no bem-estar. Nossas tendência é esperar que uma coisa tão importante quanto o cérebro exige medidas extraordinárias e soluções tecnológicas complexas para qualquer melhoria no seu potencial – e no nosso comportamento. Mas não é assim. A forte mensagem que vem até nós de boa parte da literatura sobre boa forma do cérebro diz que, na verdade, é o contrário: **o cérebro reage a mudanças pequenas, mas consistentes.**

A corrida pela boa forma do cérebro não é com macetes, mas com bom senso baseado na ciência. É isso que oferece o TDO, e é por isso que reeducar o cérebro alimentar faz com que a perda de peso seja um objetivo alcançável.

Duas categorias de atividades

O programa TDO faz uso de duas categorias de atividades para reeducar seu cérebro de alimentação. Como os nomes sugerem, uma categoria fornece um programa de boa forma geral para o cérebro como um todo, enquanto o outro tem foco no cérebro alimentar:

- As ferramentas de Boa Forma Mental Global são projetadas para estimular o desempenho global do cérebro.
- Atividades de neurorregulação alimentar são projetadas especificamente para diminuir o ato de comer em excesso.

Obviamente, usando ambos os blocos de atividades, você aumenta a efetividade de cada um, criando forças de combate poderosas às suas vontades de comer.

As atividades funcionam tanto com a reprogramação como com o redirecionamento da função neurodinâmica do cérebro. Reprogramar ajuda você a prever e prevenir as situações que fazem com que você coma demais, regulando e equilibrando seu cérebro, tornando-o mais poderoso e dinâmico, como pretendia a natureza. O redirecionamento desvia você das armadilhas de comer em excesso. Tenta derrotar o cérebro como sua própria presa. Se o cérebro se concentra em uma barra de chocolate, o redirecionamento muda o foco para aquela mulher fazendo *jogging* lá fora; ela é magra, move-se com facilidade e está se sentindo maravilhosamente bem, ou pelo menos seu cérebro direcionado vai lhe dizer isso.

Num sentido muito real, essa reeducação permite que você manipule as fraquezas de seu cérebro em seu favor para perder peso e muitas outras áreas problemáticas de sua vida. É assim que você vai abrir caminho para entrar no difícil universo ilusório da boa forma, onde a alimentação saudável é o que vem naturalmente.

Você começará a aprender as especificidades das atividades de alimentação no próximo capítulo. Por ora, vamos olhar para algumas formas de se preparar para reeducar seu cérebro e em seguida passar para as ferramentas de regulação.

Definindo uma agenda de treinamento

Doze passos devem ser feitos para ajudar a reeducar seu cérebro e você tornar-se mais equilibrado. É melhor que você use a abordagem **"um passo por dia"**. É mais eficaz dedicar um dia para se familiarizar com cada passo ou ação. Leve o dia inteiro para aprender como a ação específica pode se encaixar no seu estilo de vida. Continue acrescentando dias e ações de maneira cumulativa, de forma que, ao final de doze dias você tenha incorporado todas as ações. Alguns desses passos convocam você a fazer mudanças específicas no seu ambiente e agenda diária, tais como ficar em forma ou alimentar sua mente. Alguns são reguladores de atitude ou ânimo, como os procedimentos de indução de ânimo, que exigem apenas um pequeno investimento em tempo para se tornar parte de sua vida. E alguns outros, como acionar o freio do cérebro, são técnicas de estimulação do cérebro que você precisará praticar repetidas vezes. Cada ação tem origem em fatos científicos provados, e esses fatos são completamente explicados.

Você praticará usando um novo passo a cada dia pelos próximos doze dias. Alguns desses passos têm como alvo específico a parte do seu cérebro alimentar que precisa de mais ajuda: o córtex pré-frontal, o sistema límbico, os gânglios basais, o giro cingulado ou o arco do prazer. Determine as ferramentas que permitem atingir a parte do cérebro alimentar que está provocando sua oscilação; reveja-as e pratique-as o maior número de vezes possível.

Dedique realmente um dia para cada passo que está aprendendo. Vamos tomar como exemplo "Encontre Prazer Corporal", que se explica por si mesmo. A ideia é simplesmente sentir prazer com qualquer coisa que tenha a ver com seu corpo. Concentre-se nisso. Traga sua consciência e atenção ao prazer de passear, dobrar o corpo e tocar o chão. No chuveiro, concentre-se na sensação da água quente nas costas. Fique de pé, coluna ereta, toque o abdome e inspire profundamente! Não importa o que você faça, se está sentado à mesa do escritório, dirigindo ou passando pelo corredor do supermercado, concentre-se no prazer que obtém simplesmente de usar seu corpo.

> Estimular seu cérebro também estimula a atenção, as emoções e a capacidade de resolver problemas

Não há nada de exaustivo nesses exercícios. De fato, você descobrirá que aprender cada um desses passos é um processo energizante. Estimular seu cérebro também estimula a atenção, as emoções e a capacidade de resolver problemas.

O objetivo, claro, é tornar secundárias essas ações – uma forma de vida. Pratique-as enquanto toma a condução para o trabalho, limpa a casa ou o jardim, arruma o cabelo no salão de beleza ou abastece o carro.

Obviamente, assumir uma ação por dia leva quase duas semanas. Fique à vontade de acrescentar ações ao seu próprio ritmo; você pode continuar acrescentando um passo por dia enquanto mantém aqueles que já está usando, ou você pode dobrá-los, depois triplicá-los, e depois usar tantos quanto possível e tantas vezes quanto possível a cada dia. À medida que faz isso, pode anotar mudanças na atenção, consciência, energia e clareza emocional.

Padrões de mudança

Uma observação comum entre os que estão trabalhando na área de **reeducação do cérebro** por diversos métodos é que, paradoxalmente, as pessoas geralmente não têm consciência de que seu sintoma ou sinal de perturbação desaparece ou se dissipa. Por motivos óbvios, é mais fácil saber quando uma dor de cabeça surge do que quando ela vai embora.

Tipicamente, a primeira mudança que acontece é no comportamento mais dominante ou reparável que perturba você ou algo sobre você que é percebido pelos outros. Para Ashley (a garota do capítulo 4 que se recolhia do ambiente familiar caótico fazendo lanchinhos sozinha), a primeira mudança notada foi o aumento da comunicação: ela passou a participar de conversas espontâneas em vez das respostas padrão "sim/não" anteriores. Ela tinha mais para conversar à medida que começava a perceber mais o mundo ao seu redor. Surpreendentemente, Ashley não tinha, na verdade, consciência das mudanças; em sua visão, ela era simplesmente ela mesma. Mas seu novo comportamento, ânimo e a participação na família não podiam escapar aos outros membros da família. A questão é que, com frequência, as outras pessoas à sua volta percebem mudanças em seu comportamento antes que você perceba. Certamente, cada indivíduo é diferente, mas são boas as chances de que, em quatro a seis semanas, você começará a reparar mudanças em sua alimentação, com alterações substanciais de apetite ocorrendo depois de cerca de oito semanas. Isso porque as funções de seu cérebro estão mudando seu comportamento alimentar suficientemente a ponto de seu corpo literalmente passar por uma mudança. E é isso, afinal, que você tem como meta.

As doze ferramentas da boa forma mental global do programa TDO

Então vamos começar.

Dia 1 - O efeito-espelho da vida saudável
Tem como alvo o sistema límbico e o giro cingulado

O cérebro faz o que ele vê. O próprio ato de observar reconecta o cérebro para espelhar a atividade ou comportamento que está sendo observado, olhado, enxergado ou visualizado. Uma vez que o cérebro vê como são os hábitos saudáveis, ele monta aquilo em sua configuração e espelha aqueles hábitos. Em outras palavras, o cérebro absorve o que vê e faz aquilo acontecer.

Resumindo: quanto mais comportamento saudável você vê, mais saudável seu cérebro faz você se comportar. Quando você observa pessoas metendo a boca naquele sanduíche de peru no pão integral, você lapida o cérebro, construindo redes neurais que conduzirão você a pedir um sanduíche de peru, não um *sundae* de caramelo, da próxima vez que estiver com fome. **Parece bastante simples, e é!**

Evidentemente, o comportamento em questão não tem a ver somente com a alimentação mais saudável. O reflexo positivo pode também ajudar você em sua capacidade de resolver problemas, sua capacidade de autorreflexão, e sua capacidade de se afirmar; na verdade, fazer todas as mudanças desejáveis que você quer fazer. É por isso que é a primeira ferramenta entre os métodos de aprimoramento integral do cérebro e não somente uma ferramenta alimentar.

Em minha opinião, o **reflexo no espelho** é a ferramenta cerebral mais subutilizada para tratar comportamentos de autoderrota, e por isso tem o maior potencial para futuros tratamentos para gerenciamento de peso. É uma poderosa resposta embutida sem curva de aprendizado. Funciona de uma forma suave e gentil, acionando mudanças na alimentação, e tem efeito automático sobre o ânimo, contornando a necessidade de deliberação e ação voluntária.

Reflita uma vida saudável, portanto, expondo-se a tantas atividades saudáveis quanto possível. Observe as situações de vida saudável. Concentre-se nelas. Absorva o estímulo sensorial que elas oferecem. Tudo que você pode ver, ouvir e cheirar lapida seu cérebro e o reconecta para atividades saudáveis. Você pode preparar seu cérebro, simplesmente expondo-o a situações de vida saudável, facilitando que ele desempenhe atividades saudáveis.

A ciência – Pesquisadores britânicos da University College em Londres e da Imperial College (também em Londres) descobriram que ouvir alguém gritar, triunfante – um simples "Iupi" ou "Urra" – aciona partes do córtex motor do cérebro, uma área que nos prepara para sorrir. Isso é o reflexo no espelho em ação – só que nesse caso, está fornecendo a cola que monta laços sociais fortes entre as pessoas.

O cérebro sincroniza a si mesmo com o mundo exterior. Altera sua atividade para se harmonizar com o ritmo do que enxerga. Às vezes o ritmo não é saudável. Já se mostrou, por exemplo, que certos jogos de *videogame* acionam o cérebro a prolongar ondas cerebrais de baixa frequência e a estimular a amígdala, que você vai se lembrar que é parte do cérebro visceral que processa e sustenta a memória das emoções – incluindo, nesse caso, a violência e a raiva. Na verdade, não existe algo como uma cena que nos deixa intocados; temos que absorver o suficiente para processar cenas ou rejeitá-las, mas, de uma ou outra forma, para o bem ou para o mal, nós internalizamos representações do mundo a nossa volta, usando neurônios especializados para fazer isso.

Esses neurônios **especializados** reproduzem os padrões de atividade da pessoal ou animal cujo cérebro estamos observando. É uma questão de "macaco repete". Ironicamente, o reflexo no espelho foi descoberto primeiro em macacos por Iaccomo Rizzolati da Universidade de Parma (Itália) em 1995 quando se descobriu que seus cérebros "flamejavam" ou ficavam ativos não somente quando estavam desempenhando uma determinada tarefa, mas também quando estavam observando outra pessoa desempenhar aquela tarefa. Quando um pesquisador, inadvertidamente, voltou ao laboratório tomando um sorvete, um dos macacos observou a ação e imitou, ativando aquelas áreas no cérebro que são postas em movimento quando se lambe um sorvete, como as varreduras do cérebro confirmaram.

Em outro estudo, a atividade cerebral de um corredor em uma esteira foi comparada com a de um observador. Os resultados mostraram que o cérebro do observador seguia um padrão semelhante ao do corredor; embora o observador estivesse sentado, muitas áreas em seu cérebro que controlam o movimento e a coordenação muscular foram ativadas.

Sistemas de reflexo neural, acredita-se, desempenham um papel importante na aquisição de habilidades linguísticas e na empatia com outras pessoas. Pesquisadores da Universidade da Califórnia descobriram que as células no cingulado anterior são ativadas ou "entram em chama" quando alguém é espetado por uma agulha (dor) ou quando se observa alguém sendo espetado por uma agulha. Em outras palavras, o reflexo está por trás da capacidade de ver e adotar o ponto de vista de outra pessoa e até de "sentir a sua dor".

O reflexo foi aclamado como uma das maiores descobertas da neurociência nos últimos anos. Numerosas publicações na imprensa científica e popular atestam para o burburinho que provocou o reflexo. O jornal *The New York Times* dedicou um artigo de capa sobre o assunto. Embora continuem as pesquisas aqui e no exterior, o reflexo neural é considerada a próxima maior descoberta para ajudar a redefinir teorias da nossa natureza, como as descobertas de Copérnico, Darwin e Watson e Crick (código genético).

O reflexo pode dissolver o forte sentido de individualismo, "nós e eles" e a barreira que percebemos entre nós mesmos e os outros.

Evidentemente, o reflexo no espelho também é relevante para comportamentos problemáticos como vício em nicotina e comida. Quando se mostra a um fumante uma figura de bar com canecas de cerveja, copos, garrafas e afins, as áreas do cérebro associadas à antecipação do prazer são ativadas. Quando mais itens associados ao fumo (pessoas fumando, cinzeiros, e por aí vai) foram adicionados às imagens subsequentes, a ativação naquelas áreas do cérebro foi ainda mais intensa. A atividade crescente do cérebro aumentava também a vontade; o desejo de fumar um cigarro ficava mais forte à medida que aumentavam as pistas do ato de fumar.

A mesma coisa acontece com o ato de comer. Só de olhar para fotos de pistas que associamos com comida, ativamos as áreas de prazer dentro do cérebro, o que nos motiva a comer. Quanto mais pistas de comida temos, mais poderosa é a ativação do cérebro e mais intensa a vontade.

Em um estudo recente de mais de doze mil pessoas que foram seguidas durante trinta anos, mostrou-se que pessoas com amigos ou familiares obesos tendiam a ficar obesos. As chances de um irmão se tornar obeso após outro irmão ficar obeso cresciam em 40%. Você pode supor que a genética pode estar por trás do aumento de peso no caso de irmãos, mas a possibilidade de um marido ou mulher aumentar de peso quando o outro era obeso era de 37%. Mais evidências de que o componente contagioso da obesidade estava além da genética veio da descoberta que mostra que a probabilidade de se tornar obeso crescia em 57% se um amigo ficasse obeso durante um período de tempo. Quanto mais próxima a amizade, ou seja, se você pensar na pessoa como seu melhor amigo ou sua melhor amiga e ele ou ela também pensar assim, a probabilidade de se tornar obesa sobe para 171%!

Se o aumento na obesidade não é inteiramente genético, então o que conta para a "disseminação" da obesidade? A explicação do próprio autor era que a obesidade se dissemina através de "laços sociais" por meio dos componentes comportamentais da obesidade.

Na minha opinião, um enorme fator por trás dos aspectos comportamentais da obesidade é o **reflexo**!

O reflexo é o mecanismo que nos permite aprender e ser influenciado pelos outros, mais que a genética. Quanto mais tempo passamos ficando expostos a outros que refletem comportamentos não saudáveis, mais forte é o efeito espelho e maior a possibilidade de copiarmos seus padrões de alimentação e estilo de vida. Isso porque, com cada observação de alimentação não saudável, suas próprias redes neurais para alimentação não saudável se tornam mais fortes! Uma vez que suas próprias redes cerebrais sejam reconfiguradas para adotar comportamentos associados à obesidade – comer com frequência, comer porções grandes, e alimentos hipercalóricos – então o resultado final é totalmente previsível. Você também sucumbirá ao ganho de peso.

Em suma: esse estudo mostrou a poderosa influência dos aspectos comportamentais da obesidade. Minha hipótese para o mecanismo principal pelo qual a obesidade dos outros se dissemina em nós é o **efeito espelho**.

Com a maioria da população nos EUA acima do peso, a disseminação da obesidade não somente entre amigos e família, mas também entre pessoas que por acaso trabalham juntas ou vivem próximas uma da outra, é uma força que deve ser pensada.

Como você evita se tornar uma vítima do efeito espelho negativo? Você não pode evitar se expor a comportamentos alimentares não saudáveis, mas pode dar passos para resistir a eles, otimizando seu próprio cérebro através de vários métodos de autorregulação, como o TDO.

Eu vejo um pequeno exemplo disso quando me exercito no simulador de escada na minha academia local. Geralmente, existem várias pessoas fazendo exercícios, e os simuladores ficam muito próximos uns dos outros. Quando eu pego a garrafa de água para beber, conto os segundos para que meus vizinhos façam o mesmo. Incrivelmente, quando eu conto cinco, a pessoa do meu lado já está precisando de água. A mesma coisa acontece quando pego a toalha para limpar o rosto ou quando alongo os braços para cima.

Evidentemente, da outra forma também funciona. Eu reajo em resposta a ver a pessoa na minha esquerda pegando a água, mesmo que eu esteja totalmente inconsciente do fenômeno. **Imitar** os outros é tão poderoso e tão fora do nosso controle voluntário que mesmo a consciência de um psicólogo não o torna imune a essa influência.

Você quer mais provas? Se você é mulher, tente esse experimento da próxima vez que sair com um grupo de amigas. Retoque o batom, em seguida veja quanto tempo leva para que todas as outras façam o mesmo. É bem capaz de pelo menos mais uma pessoa apanhar o batom antes de você enfiar o seu de volta na bolsa.

Toda a evidência científica é a base para a recomendação para espelhar a vida saudável. Imite as pessoas que você conhece que comem de maneira saudável; que ficam em forma com qualquer idade em qualquer clima; que se esbaldam com os prazeres de atividades como pular, caminhar, correr, receber uma massagem, praticar esportes ou meditar.

Ao mesmo tempo, proteja-se de imagens não saudáveis. O lado B do efeito espelho positivo é espelhar, sem querer, os comportamentos negativos dos outros. Lembre-se, quando se trata de informações sensoriais entrando no cérebro, não existe um efeito anulador. Mesmo sem você se dar conta, seu cérebro absorve a informação, processa e dedica energia a ela, e é alterado por causa dela.

Esse é um motivo por que o simples fato de estar numa multidão pode ser tóxico. Com a maioria da população dos EUA hoje acima do peso e das medidas, o que você vê à sua volta em público é algo que você **não** quer imitar.

No entanto, você quase não consegue evitar isso. O simples ato de olhar para comida ou observar outras pessoas comendo aciona a atividade dentro do seu próprio cérebro a agir como se fosse você quem estivesse comendo. Imagens de comida fazem com que seus sucos digestivos fluam no trato gastrintestinal depois que as imagens fazem os sucos alimentares fluírem dentro do seu cérebro alimentar. Estudos mostram que pessoas de dieta têm mais chance de atacar comida não quando estão sozinhas, mas quando estão comendo em restaurantes na presença de outros que também estão comendo. Restaurantes e lugares de alimentação de qualquer tipo são, portanto, ambientes de alto risco, particularmente se você detecta que seu ato de comer é altamente estimulado por pistas externas.

Eu vi essa realidade em ação em um seminário recente sobre tratamentos de perda de peso. A reunião era às 20h, supostamente após a hora do jantar. Mas a comida estava disponível; ela é vista cada vez mais como algo essencial, para adoçar negócios em todo tipo de transação, de reuniões de negócios a encontros acadêmicos; todas parecem ter-se tornado festas alimentícias. A comida nesse seminário era apresentada de maneira bonita e chamativa, e foi só um dos coordenadores do evento se levantar e começar a comer que todo mundo foi em seguida. Uma pessoa com sobrepeso atrás da outra, todas começaram a empilhar comidas em pratos, conscientes de que estavam comendo, mas inconscientes da cena que se revelava à sua frente, ou desconectada dela. O clímax inesquecível dessa atividade surreal foi na sessão de perguntas e respostas, quando uma bela moça obesa levantou a mão para perguntar a marca do salgadinho!

Finalmente, tenha em mente que não é somente o ato de comer e comida que dão a base para o efeito espelho negativo. Todo tipo de imagens violentas, desumanas, obscenas ou tediosas podem tirar você do caminho da alimentação saudável porque você espelha a impulsividade no âmago dessas imagens. Tais imagens fortalecem o cérebro visceral, e um cérebro visceral hiperativo pode facilmente sobrepor qualquer insumo do cérebro reflexivo (o córtex pré-frontal). O resultado são mais ações impulsivas, incluindo alimentação compulsiva, não exercer automonitoramento e perda de autocontrole.

Formas de espelhar – Copie as ações das pessoas de alimentação saudável que você conhece. Quem você conhece que hoje em dia vive o tipo de estilo de vida que você espera conquistar? Passe tanto tempo quanto possível na presença daquela pessoa. Como quantas refeições puder com essa pessoa. Examine tantos aspectos do comportamento dela quanto possível: o que ela tende a comer, com que frequência e quanto?

Não se concentre simplesmente nos hábitos alimentares das pessoas. Descubra também o que as faz rir, o que elas acham divertido e o que acham penoso. Quais são as prioridades delas? Como elas lidam com obstáculos, doença e dificuldades? Como elas organizam os dias? A necessidade de estar em boa forma vem primeiro, com os eventos do resto do dia planejados em torno daquela exigência?

Note que atividades saudáveis não são somente exercícios como caminhar, andar de bicicleta ou levantar pesos, mas também de nutrição do cérebro como praticar yoga e meditação, visitar um museu, assistir a uma peça ou uma ópera e aprender algo de novo. É realmente uma questão de autodoação que não envolve comida e o ato de comer.

- **Espelhe-se em revistas** – Para um estímulo imediato ao ânimo, passe vinte minutos folheando revistas de casa, viagens, moda ou arquitetura. Imagens de paisagens ricas, multicoloridas, tranquilas, juntamente com palavras que descrevem pessoas ativas, motivadas, saudáveis e otimistas preparam seu cérebro para agir e sentir de forma semelhante. Ao ler uma palavra, seu cérebro tem que imaginá-la. Para imaginá-la, ele tem que se conectar com a memória de um tempo onde você também se sentia ativo e otimista ou livre, leve e forte. Está vendo? O simples fato de ler essas palavras pode levá-lo a respirar profundamente e relaxar os ombros. Então vá em frente, leia revistas de saúde e boa forma, casa ou esportes. O simples ato de olhar para as figuras atiçará seu cérebro e fará com que comece a se espelhar.

Quanto mais realista a cena que você observa, mais forte a reação de mímica do cérebro e mais fácil será para você fazer as mudanças para uma vida mais saudável. Em termos de resultados, o efeito espelho mais forte vem de ver os outros em ação real em tempo real. Imagens tridimensionais conseguem uma ativação de espelhamento do cérebro mais forte que imagens bidimensionais. Ainda assim, revistas e livros podem fornecer linguagem e legendas ricas (imagens de palavras) que podem reforçar o efeito-espelho.

- **Espelhe-se na TV e em DVDs** – Use programas de televisão e vídeos como mais exemplos. Psicólogos determinaram que combinar numerosos estímulos fortes em uma única experiência pode produzir um resultado poderoso de sinergia. De fato, eles se referem a eles como "supra estímulos". Então, permita que seus sentidos sejam bombardeados com imagens e descrições de pessoas saudáveis fazendo coisas saudáveis. Transporte-se para aquela cena. Tente imaginar a sensação de ser aquela pessoa vigorosa e ativa. Espelhe-se nos músculos tonificados e o abdome durinho. Sente sua própria postura se endireitando? Está encolhendo a barriga? Graças ao seu cérebro, seu corpo tem grande chance de ficar em sintonia com os espécimes saudáveis que você está observando.

• **Visite um parque ou reserva natural** – Você não precisa caminhar em volta; sente-se num banco e observe as pessoas que passam. Vá à academia de ginástica local (a maioria dá uma diária de cortesia) e olhe para as pessoas de diferentes formas físicas e idades exercitando-se e socializando.

Efeito-espelho negativo – Espelhar-se pode funcionar na outra direção – negativamente? Pode apostar que sim. Quantas vezes você disse a si mesmo: "Estou ganhando peso só de olhar para essa bandeja de sobremesas!" De certa forma, é verdade. Como a percepção prepara o cérebro para desempenhar as ações observadas, a exposição a alimentação não saudável ou a pessoas que se alimentam assim pode realmente provocar um comportamento não saudável.

Sim, olhar para a bandeja de sobremesa pode preparar seu cérebro para a ação de comer. De fato, qualquer estímulo sensorial que envolva comida e o ato de comê-la aumenta a probabilidade de você aceitar o "convite", tenha planejado isso ou não. Lembre-se que o excesso de comida acontece quando você está num estado de "indiferença biológica", ou seja, quando não está com fome, mas poderia comer algo se estivesse ao alcance das mãos. Um desejo por comida, não a fome, é o impulso por trás da indiferença biológica.

Aqui vão algumas dicas de possibilidades de combater o efeito espelho negativo:

• Faça um esforço para não ver a bandeja ou o menu de sobremesas sempre que sair para comer.

• Evite comer com amigos que comem demais ou têm uma alimentação não saudável. Se não pode evitar, faça uma distinção cognitiva entre os padrões prejudiciais de vida deles e os saudáveis, e alinhe-se com o campo dos que se alimentam de maneira saudável.

- Planeje rotas de fuga de circunstâncias sabidamente de efeito espelho negativo. Quando outras pessoas forem para a cozinha do escritório lanchar, retorne as ligações pendentes, ou simplesmente feche a porta do escritório e faça alguns exercícios ou respire fundo para recuperar a calma.

- Evite ler revistas de culinária e assistir a programas de culinária na televisão.

O principal para aproveitar o máximo dessa poderosa técnica: conviva mais com pessoas magras, atléticas, de alimentação saudável e otimistas alegres de qualquer idade. Se não puder ser pessoalmente, pelo menos veja-as em vídeos e revistas.

Dia 2 – Biscoito da fortuna e procedimentos de indução do humor

Atua no sistema límbico, arco do prazer, córtex pré-frontal e lóbulo frontal

As palavras carregam um comando implícito. "Seu coração é puro e sua mente é clara", disse meu biscoito da fortuna. Logo meu peito ficou mais leve e minha cabeça menos nebulosa. A indução do ânimo ou mudança mental pelo uso das palavras é uma forma eficiente de induzir mudanças desejadas em você e nos outros. "Olhe para esse dia brilhante e ensolarado! Que estímulo! Que presente acordar num dia como esse. Uma maneira leve, brilhante, clara, serena e tranquila de começar este dia. Nítida e clara. Que bênção!" Foi tudo que eu disse ao meu filho adolescente, Davi, quando ele acordou para ir à escola: nem uma palavra sobre o iminente teste de biologia na primeira aula. Uma conversa de manhã cedo sobre o teste: "Você estudou? Está preparado?" não teria sido quase tão eficiente em prepará-lo para a tarefa à sua frente. Furtivo? Sim, mas eficiente.

Uma vez que as palavras acionam as áreas do cérebro que são responsáveis pela execução real da ação que definem, elas não simplesmente significam, mas também sugerem. O significado de uma palavra transmite uma mensagem sutil que não podemos deixar de reviver. Palavras sobre atividade e agilidade ajudam a nos energizar, enquanto palavras como **lento** e **pesado** pesam sobre nós. Um grupo de pesquisa estudou pessoas que tinham acabado de fazer um jogo de palavras cruzadas com palavras tipicamente associadas a ficar mais velho: **frágil, sábio, lento, dignificado**. Um resultado do estudo foi que os sujeitos andaram até o elevador mais próximo em um ritmo lento, pesado, geriátrico.

As palavras são moduladores poderosos de ânimo, atenção e comportamento. Com procedimentos de indução de humor (PIHs), você pode fazer com que a realidade das palavras trabalhe para você como ferramenta de gerenciamento de peso. De maneira simples, PIHs são estados emocionais temporariamente induzidos; você induz um estado de ânimo que ajudará você a comer de maneira mais saudável para que saia do estado de ânimo em que está.

A ciência – O simples fato de ler ou ouvir uma palavra como **pular** aciona as áreas dentro do cérebro que são, realmente, usadas para pular. No entanto, pesquisas mostram que acrescentar afirmações com "eu": "Eu me sinto calmo", "Eu me sinto feliz" e por aí vai, levaram a uma tendência ainda mais forte de simular o que é lido ou ouvido. Procedimentos de indução de ânimo podem ser feitos por qualquer pessoa, a qualquer momento, em qualquer lugar e em qualquer circunstância. São as afirmações que você diz a você mesmo para passar a estados de ânimo nos quais você pode ser influenciado a terminar o que começa, sentir-se mais positivo, aumentar seu nível de energia, ficar mais tranquilo, aumentar sua motivação, entre outros. Em resumo, você muda para um estado de ânimo sugerido pelas próprias palavras.

Como as palavras mudam nosso humor? Ocorre que, quando ouvimos ou lemos uma palavra ou pensamos nela, o cérebro se dispõe a reconhecê-la, procurando experiências anteriores envolvendo a palavra: imagens ou memórias que se relacionem com ela. Por exemplo, a palavra **forte** evoca uma imagem e talvez uma lembrança de um momento em que nos sentimos fortes. Para conseguir toda a informação evocada, o cérebro revive aquele tempo, e, neurologicamente falando, simula ou duplica qual era a sensação ou a imagem de ser forte. Em outras palavras, as áreas do seu cérebro que foram estimuladas quando você fez um exercício na academia com cinquenta quilos ou levantou uma mala pesada ou carregou madeira para dentro ou fez qualquer coisa que tenha feito você se sentir forte são também estimuladas apenas por palavras sobre ser forte. Lembre-se que o cérebro é realmente um órgão poroso e empático.

Ele junta todos os tipos de informação que fluem dentro dele, então reage com a linguagem, evocando imagens, memórias e conexões emocionais daquele fluxo; essas imagens, lembranças e emoções criam um estado de ânimo particular. Estados de ânimo "para cima" (tais como tranquilidade e força) mostram-se ser mais condutivos ao gerenciamento de peso que estados de ânimo "para baixo"; desta forma, induzir estados de ânimo "para cima" é uma ferramenta importante para perder peso.

Prescrições PIH – A seguinte lista de PIHs é dividida em prescrições essenciais para estimular sua força cerebral global para perder peso. Escolha a prescrição de estímulo de memória se você tende a se distrair, a prescrição de energia se você tem problema para iniciar, e a prescrição de relaxamento se você tem tendência a ansiedade. A prescrição para perda de peso é para todos, então use-a todos os dias.

Prescrição para estimular a memória

Eu sou concentrado e consciente.
Eu gosto de ler.
Consigo me lembrar das coisas tanto quanto a maioria das pessoas.
Uma memória afiadíssima sempre foi um dom meu.
Minha concentração está no topo hoje.
Tenho vontade de explorar ao ar livre.
Consigo me divertir com quebra-cabeças.
Sou divertido e espirituoso.
Sinto que hoje será bem diferente de ontem.
Gosto de explorar novos lugares e experimentar coisas novas.
Minha vida está ficando cada vez melhor.
Sinto-me mais forte que ontem.
Sou brincalhão e despreocupado.
Tenho ampla habilidade de prosperar.
Gosto de ver meus amigos.
Consigo me concentrar em contar de trás para frente de sete em sete começando de cem.
Consigo me lembrar das principais notícias do dia.
Serei rápido, alerta e atento.

Tenho um cérebro afiado e focado.
Minha natureza é ser forte e confiante.

Prescrição para energia e motivação

Sou vívido e forte.
Tenho muita energia.
Tenho um intelecto abundante.
Sou consciente e atento.
Sou uma pessoa que vale a pena.
Consigo terminar o que eu começo.
Sou poderoso e vivo.
Serei animado e direcionado.
Posso transformar minha vida agora mesmo.
Posso ter um novo começo.
Posso me tornar mais forte.
Sinto-me refrescado e impulsionado a perder peso.
Exercitar-se é saudável e divertido.
Posso ser mais ativo e brincalhão.
Eu me preocupo com meu bem-estar.
Eu abraço o prazer de aprender coisas novas.

Prescrição para relaxamento

Sou gentil e respeitoso comigo mesmo.
Sou focado e calmo.
Lentamente estou recuperando o equilíbrio.
Sou simpático.
Posso me sentir confortável e equilibrado.
Meu rosto é suave, redondo e delicado.
Meu coração é leve e alegre.
Eu sei que posso ser despreocupado e brincalhão.
Tudo pode ser corrigido.
Isto também vai passar.
Meu coração é cheio de gratidão.

Sou sereno e lúcido.
Meu futuro traz muitas coisas boas.
Consigo conquistar mais mantendo a tranquilidade.
Amanhã me trará uma nova perspectiva.
Tentarei fazer uma pausa e refletir com mais frequência.
Não é possível ter a solução certa para tudo.
Permitirei a mim mesmo o tempo que for preciso para ouvir meus pensamentos interiores.
Minha respiração é profunda e regular.
Eu mereço ficar confortável e em paz.

Prescrição para perder peso

Meu bem-estar interior depende da minha dieta.
Meu cérebro é meu maior aliado.
As pessoas gostam de estar a minha volta.
Comerei alimentos que maximizem o potencial do meu cérebro.
Eu tenho o privilégio de ser capaz de melhorar.
Meu cérebro pode me ajudar a florescer.
Posso comer menos e ainda me sentir bem.
A abundância de recursos do meu cérebro me ajudará a fazer o necessário para perder peso.
Posso sentir minhas células cerebrais prosperarem quando tenho uma alimentação saudável.
Cabe a mim proteger e nutrir meu cérebro.
Quando eu sorrio, meu cérebro sorri.
Serei mais consciencioso para evitar *fast-food*.
Cuidar do meu corpo também beneficia minha mente.
Juntos, meu cérebro e eu somos uma aliança formidável.
Eu farei o que for possível para proteger meu cérebro de danos.
Investirei o que for preciso para obter um corpo mais saudável.
Eu mereço ser mais magro, mais forte, mais saudável e mais lúcido.
Minha ida será mais alegre quando eu comer alimentos que estimulem a mente.
Minha mente é um tesouro.

Como você deve usar os PIHs? Vou lhe dizer o que eu faço. Digitei meus PIHs selecionados em um tamanho grande de fonte e imprimi as frases em cartões de cores diferentes. Daí, espalhei os cartões pelos "cenários" da minha vida, ou seja, na mesinha de cabeceira, no balcão da cozinha, minhas mesas em casa e no trabalho, até mesmo no banco do carona do meu carro. Cada vez que vejo uma, tento mudar meu ânimo para o que o cartão está sugerindo, sabendo que a sugestão é para um estado emocional que é desejável para mim. Eu também "acidentalmente" deixo cair um cartão aqui e ali nos quartos dos meus filhos.
Aqui vão algumas sugestões sadias sobre como usar os PIHs, que juntei de pacientes ao longo dos anos:

• Leia cada palavra, em silêncio ou em voz alta, com intenção. Tome cinco segundos para absorver o significado e realmente pensar nele, depois faça uma pausa de mais cinco segundos antes de passar para a próxima afirmação.

• Ponha frases que descrevem que você almeja ser em um descanso de tela que pisca as palavras aleatoriamente pelo seu monitor.

• Dê uma olhada em sua lista em intervalos diferentes. Isso é realmente o que é preciso para seu cérebro captar o estado de espírito, embora adicionar a intenção intensifique o efeito.

• Se você está usando palavras em vez de frases completas como PIHs, repita suas palavras escolhidas cada vez que der um passo: por exemplo, quando pisa com o pé esquerdo, pense em "mais forte", e quando pisa com o direito, pense em "mais magro". Use as palavras que "falem" com você naquele dia. Por exemplo, se está passando por um período difícil, com muitas exigências, você pode escolher as palavras **inteligente** e **tranquilo**, ou **em forma** e **confiante**. Elas são mais do que meras palavras; são sugestões que seu cérebro tentará fazer acontecer em cada passo que você der.

Além das frases e palavras específicas, lembranças e imagens também induzirão a mudanças produtivas no estado de espírito. Da próxima vez que precisar de uma injeção de confiança, por exemplo, pense num momento de sua vida quando teve sucesso em superar um obstáculo ou quando perseverança e determinação ajudaram você a cumprir suas metas. Existe um livro ou filme ou música que faz com que se sinta particularmente alegre ou poderoso? Faça um retrospecto daquele sentimento – seja pela memória ou relendo o livro, assistindo ao filme, tocando a música. Reproduza na mente aqueles momentos ou circunstâncias quando sentia que estava tranquilamente no controle e pronto para assumir uma transformação em sua vida; induzir aquele estado de espírito novamente lhe ajudará imensamente nos seus esforços para gerenciar o peso.

Dia 3 – Faça um reboot

Atua no córtex pré-frontal, sistema límbico, gânglios basais, arco do prazer e giro cingulado

Quando seu computador para de responder, a melhor coisa a fazer é desligar e começar de novo: dar um *reboot*. O mesmo acontece com o cérebro no que diz respeito a comida e alimentação. Feche os olhos, abra-os novamente, redirecione o olhar e deixe o cérebro mudar para uma frequência diferente.

A ciência – Quando você fecha os olhos, o cérebro automaticamente passa para o ponto morto. Ele interpreta a ausência de entrada de estímulo visual como um tempo para conservar energia e descansar; está acordado, mas não alerta como está quando seus olhos estão abertos. O padrão dominante de onda cerebral quando seus olhos estão fechados é a onda alfa, uma frequência de oito a doze ciclos por segundo. A onda alfa é também a frequência vista durante o yoga e a meditação em pessoas que vêm praticando há muitos anos.

Especialistas em *marketing* sabem bem como os olhos mexem instantaneamente com a atenção do cérebro, e usam esse conhecimento na publicidade. Aquelas janelas *pop-up* na tela de seu computador, por exemplo, são absolutamente irritantes, mas atuam no seu cérebro, por mais breve que sejam. Publicitários também sabem o poder de pistas visuais como listras, cores brilhantes e ações de rápido movimento que prendem o olhar. Publicitários de comida sabem que, uma vez que tenham seus olhos, têm seu cérebro alimentar. Por exemplo, quando a imagem de um prato de biscoitos atrai seu olhar, sua atenção é automaticamente focada nos biscoitos, e praticamente a única forma de evitar a batalha que se segue é simplesmente evitar ver os biscoitos.

Quando isso não é possível, feche os olhos e faça um *reboot*!

Como fazer o reboot – Ao fechar os olhos, você permite que o cérebro passe para um modo mais relaxado, reflexivo, que é muito mais apropriado para resolver problemas de maneira eficiente do que apelar para a comida. No mínimo, fechar os olhos permitirá que você fique tão solto que consiga ver a o problema sob uma luz fresca. Pense no *reboot* como a alternativa não calórica à alimentação. **Como fazer isso?**

• Feche os olhos por pelo menos cinco segundos, ou o tempo que precisar para quatro respirações profundas consecutivas. Respire fundo, naturalmente; concentre-se em suavizar e relaxar a área entre os olhos. Com os olhos fechados, imagine que está olhando para o seu cérebro. Agora abra os olhos novamente.

• Faça um esforço consciente de varrer o horizonte com o olhar em todas as direções cada vez que entrar e sair de casa, do carro ou do local de trabalho. Em outras palavras, faça um *reboot* consciente cada vez que mudar de ambiente.

• Boceje. Mesmo que não tenha vontade, os músculos usados para completar um bom bocejo ajudam a mudar os padrões de atividade elétrica do cérebro. Tente bocejar quando estiver aturdido por respostas durante um teste ou simplesmente precisar "mover-se" de um tipo de trabalho para outro, por exemplo de assistir a TV para verificar seu talão de cheques.

Os exercícios seguintes combinam um pouco de alongamento físico com o alongamento mental que o *reboot* dá ao seu cérebro:

• Quando estiver ao ar livre, olha por cima do ombro esquerdo o mais longe que conseguir confortavelmente, volte ao centro, olhe por cima do ombro direito e volte ao centro. Agora olhe para os dedos dos pés, depois para o céu. Quando fizer este exercício, olhe mesmo, não mexa a cabeça, simplesmente.

- Enquanto estiver de pé ou sentado, levante os braços estendidos por cima da cabeça, depois abaixe-os para os lados. Faça isso dez vezes. Agora feche os olhos e faça o *reboot* no cérebro.

Dia 4 – Use a imaginação
Atua no sistema límbico, córtex pré-frontal e gânglios basais

Desde que os cientistas aprenderam que o simples ato de imaginar-se jogando futebol ou tênis dá às áreas do cérebro responsáveis por aqueles esportes sua própria forma de exercício, cada vez mais praticantes vêm batendo na tecla do poder da imagem para ajudar a promover comportamentos mais saudáveis. Imagine-se magro e cheio de energia, e você pode alavancar seu cérebro para as demandas da perda de peso, especialmente quando as imagens são somadas ao efeito-espelho e às PIHs.

A ciência – Dentro do cérebro, existe uma sobreposição entre imaginar algo e realmente experimentar ou perceber aquilo. Estudos usando imagem de ressonância magnética funcional (RMf) para identificar locais do cérebro descobriram uma sobreposição de **dois terços** entre as áreas do cérebro que imaginam e aquelas que percebem. Você pode dizer que, ao se imaginar menor e mais magro, você está a dois terços do caminho até lá. No que diz respeito ao seu cérebro, imaginar você ativo, mais saudável, mais magro e mais satisfeito leva você a dois terços do caminho para realmente sentir "como se" você estivesse vivenciando essas metas.

Passos para obter GITI – GITI é um processo que ajuda a ativar imagens mentais poderosas. Primeiro você gera uma imagem. Inspecione a imagem. Transforme-a. Inspecione-a novamente até que ela seja o que você está buscando: neste caso, um você esbelto, sarado, saudável. Em um lugar relaxado, confortável, tranquilo, sente-se com os olhos fechados. Faça doze respirações consecutivas, enchendo os pulmões o quanto possível a partir da barriga até o topo da sua garganta. Expire lentamente. Com os olhos ainda fechados, comece.

1. Gere uma imagem de você mais sarado, mais magro envolvido em uma atividade particular em um determinado local, por exemplo subindo as escadas de um prédio público.

2. Inspecione aquela imagem. Parece genuína? É uma possibilidade que você pode alcançar no futuro? Você está totalmente confortável com cada detalhe dela? O que você está vestindo? Como está o tempo? Digamos que o sol esteja brilhando lá fora; você está com roupas confortáveis, soltas e usando sapatos robustos. Seu abdome é firme; sua postura está confortavelmente ereta, mas flexível e relaxada. Há uma janela em cada andar, e você olha para fora quando alcança cada piso para ver o quanto está alto, e dá cada passo confiantemente.

3. Transforme a imagem para torná-la mais realista. Tente adicionar pessoas passando por você enquanto descem as escadas; talvez elas acenem e sorriam para você.

4. Inspecione a imagem novamente para refiná-las ainda mais. Continue refinando, passando por todos os passos anteriores novamente até que ela esteja gravada com a maior nitidez possível em sua mente.

Modifique as técnicas em sua mente até que se sinta confortável com a cena que gerou. Tente fazer isso quantas vezes conseguir ao longo do dia. Você pode usar o poder das imagens mentais para derrotar muitos comportamentos autodestrutivos, inclusive o medo de falar em público, acessos de raiva e passividade ou excesso de complacência.

Dia 5 – Encontre prazer corporal

Trabalha no sistema límbico, arco do prazer, gânglios basais (possivelmente) e córtex pré-frontal (inicialmente).

Qualquer pessoa pode comer e sentir prazer pela ação; isso é certeza. O truque é aprender como obter mais prazer de todos os tipos de outras atividades. Praticamente todas as partes do nosso corpo podem lhe trazer prazer ilimitado. Não quero dizer somente o prazer de correr suavemente e sem esforço ou de dançar na chuva nas noites de sábado. Também quero dizer atividades como caminhar, tocar, esticar-se, até mesmo respirar. Ao aprender a bater na tecla dos meros prazeres físicos inerentes a estar vivo, você pode "demover" o prazer de comer a apenas um entre tantos, e pode demover seu apetite por comida a somente um entre tantos apetites.

Então você terá ensinado a si mesmo a estar tão satisfeito com o toque de uma flor na primavera como ao terminar um prato de frango frito.

A ciência – "Um homem não possui nada certamente, salvo um breve empréstimo de seu próprio corpo, no entanto o corpo do homem é capaz de muito prazer curioso", escreveu o romancista James Branch Cabell. Usamos o prazer do corpo como uma solução rápida que está sempre disponível para combater ou fugir da dor de emoções negativas. Promiscuidade sexual, abuso químico e excesso crônico de comida são alguns dos veículos não saudáveis mais comuns para escapar da dor pelo prazer corporal.

Certamente, o prazer de comer é barato e disponível praticamente 24h por dia; é o velho *standby* confiável que fornece alegria, otimismo e alívio quando estamos nos sentindo para baixo. O autor e cientista Mihali Csikszentmihalyi, que cunhou o termo **fluxo** para descrever o estado ótimo de experiência, afirma que, quando o corpo não está "em fluxo", ou quando nossas necessidades e metas interiores são ameaçadas ou frustradas, apelamos para o prazer da alimentação: "Quando estamos infelizes, deprimidos ou entediados, temos um remédio fácil ao nosso dispor: usar o corpo em todo o seu valor." Com frequência, isso significa comer tudo o que pudermos.

A ciência, portanto, sugere que cultivemos outras formas, menos potencialmente danosas de trazer prazer às nossas vidas. Quando isso acontece, os seres humanos podem bem ser os únicos animais que derivam satisfação e prazer de resolver problemas e superar obstáculos, sejam seus próprios obstáculos internos ou aqueles impostos pelo ambiente externo. Podemos também ser as únicas criaturas que têm prazer em ativar nossos corpos. Por outro lado, ao olhar para a expressão satisfeita consigo mesmo de um cão de raça que acabou de pegar a bola lançada a ele, podemos querer argumentar que os seres humanos não são os únicos que almejam o fluxo.

Então, alcance além de suas necessidades básicas. Existe muita alegria e prazer para se ter quando você atinge níveis mais altos de desempenho físico.

Pratique o prazer – Concentre-se nos movimentos dos músculos específicos envolvidos em cada atividade que você faz, desde chutar uma bola a sair do seu prédio ou sacudir o esqueleto na sua boate preferida. Aqui vão algumas dicas a ser seguidas o dia inteiro:

- **Concentre-se em relaxar durante o movimento.** A diferença entre caminhar por obrigação e caminhar por prazer é o movimento fluido, forte, relaxado. Enquanto caminha ou sobe escadas, concentre sua atenção na sensação que sente quando a sola de cada pé entra em contato com o chão e seus braços alternam os movimentos para frente e para trás. Concentre-se na sua coluna juntando e sustentando a cabeça. Siga o ritmo e o movimento do peito na respiração. Endireite e alongue a coluna, relaxe os ombros, e permita que seu olhar recaia onde ele quiser. Note qualquer pressão ou dobra não natural no seu pescoço, coluna ou pernas. Faça isso consistentemente, e notará que, cada vez que move um pouco mais próximo de sua meta de sentir e corrigir os movimentos do corpo ao ponto onde tudo flui – músculos suavemente relaxados; passos longos, controlados, um abdome encolhido e uma pélvis apropriadamente alinhada.

- **Medite enquanto caminha.** Muitos praticantes de meditação preferem esse método a sentar, porque a caminhada ativa funções cerebrais mais diversas, aquelas que controlam o movimento do esqueleto e também respiração de relaxamento e consciência. Não são necessárias medidas especiais; meditar enquanto anda até seu carro no estacionamento, de um cômodo a outro em sua casa, ou pelo corredor do trabalho. Tantas vezes quanto possível, traga a consciência aos seus movimentos corporais, e o prazer corporal se seguirá.

- **Estabeleça uma meta de exercícios.** Ou seja, tente ficar um pouco mais próximo da perfeição com cada prática. Seja bicicleta, caminhada, natação, dança ou qualquer outra atividade, as metas ajudam o desempenho. Quanto melhor seu desempenho, mais satisfatório se torna e maior o prazer.

- **Explore e expanda as possibilidades do seu corpo.** O conselho que estou sempre dando a mim mesmo é: "Lance seu corpo nisso." Por exemplo, se você não nada há algum tempo, atire seu corpo numa piscina, num lago ou no mar. Não se lembra da última vez que fez escalada? Jogue-se numa cadeira ou banquinho, ou entre para um clube de trilhas e faça uma trilha nas montanhas neste fim de semana. Brinque de pega com seu filho, ou saia chutando uma bola de futebol.

- **Alongue-se.** Não tocava os dedos dos pés há algum tempo? Dobre o corpo para baixo (dobre os joelhos, se necessário) e fique embaixo durante o tempo que conseguir. Toque o chão à sua frente e ganhe estabilidade e força que vem de sua conexão terrena.

- **Desafie suas habilidades motoras.** Compre um lenço sintético, leve, jogue no ar e tente pegá-lo enquanto está caindo. Atire uma bola de uma mão a outra. Projete seu desafio físico para se adequar a sua capacidade física. Por exemplo, desafie-se a, posteriormente, subir uma parede de escalada ou uma árvore, em vez de uma escada de dois degraus.

Tenha em mente que seu corpo é a melhor forma de equipamento físico que existe e o mais apropriado para lhe fornecer prazer. Quanto mais satisfação você tiver das atividades físicas que ativam todo o seu cérebro, menos você precisará contar com aquela outra fonte de prazer: **comer**.

Dia 6 – Corpo sarado, cérebro sarado

Atua em praticamente todas as áreas, inclusive arco do prazer, giro cingulado, gânglios basais e o sistema límbico, englobando o hipotálamo e o córtex pré-frontal.

As últimas pesquisas em obesidade tocam sinos de alerta altos e ameaçadores: o excesso de peso diminui a capacidade de aprender e pensar. Poucas condições nos assustam mais do que perder nossa clareza mental e a consciência, no entanto isso é exatamente o que acontece quando carregamos mais peso do que deveríamos. E acontece de várias maneiras.

Certamente, o metabolismo do excesso de alimentos calóricos resulta em um número alto de radicais livres que podem causar lesão nos tecidos. Como mencionado no capítulo 4, uma vez que o cérebro é o maior usuário da energia restante e é também altamente vulnerável a toxinas, é quem leva a pior das lesões de tecido.

Além disso, estar acima do peso tem efeitos adversos sobre a circulação e o sistema cardiovascular, reduzindo potencialmente o suprimento de sangue para o cérebro. Mas, uma vez que o cérebro tem altas demandas de energia, portanto, de oxigênio, mesmo uma leve queda de absorção de oxigênio compromete sua capacidade de funcionar e prosperar.

A boa notícia, no entanto, é que a perda de peso melhora a cognição. É simples assim. Certos exercícios que têm como alvo o funcionamento do cérebro ajudam a nos equipar para perda de peso. Aquela caminhada ou corrida diária não somente queima calorias, enrijece os músculos e levanta nosso astral. Também tonifica os músculos cerebrais específicos que se encarregam da memória e da emoção.

A ideia principal é que, se você está com excesso de peso e não se exercita, está fornecendo uma carga dupla de falta de saúde para si mesmo. Sua falta de exercício não é favorável aos seus sistemas cardiovascular e imunológico, e os efeitos adversos de ambos também têm efeitos adversos sobre a cognição, de forma que também ameaça a saúde do seu cérebro.

É um terrível alerta para os americanos. Entre as comidas obesogênicas que estão ofuscando nossos sentidos e a falta de exercício que está fazendo nossos cérebros se deteriorarem, brevemente nos veremos em uma nação de pessoas **muito grandes, muito burras**!

A ciência – Estudos mostram uma correlação entre o excesso de peso e o baixo QI em crianças com dois e três anos de idade. Como os cérebros das crianças são inerentemente abertos a reconexão para garantir que elas se adaptem a em ambientes variados, elas são presa fácil para os efeitos prejudiciais causados por alimentos hipercalóricos e excesso de nutrição. Embora os pesquisadores sugiram que ainda não sabemos todas as formas como o excesso de peso danifica o cérebro, eles esclarecem que estar acima do peso ou obeso pode dificultar que o cérebro de uma criança evolua. E, como bebês obesos têm cinco vezes mais chances de ter sobrepeso quando chegarem aos doze anos e na idade adulta, os efeitos da obesidade na deficiência cognitiva podem causar uma diminuição permanente da qualidade de vida, para a vida inteira.

Os exercícios a seguir exigem que você use vários locais no seu cérebro. Ao coordenar os esforços dessas áreas, você está fortalecendo conexões entre a raiz do seu cérebro (a parte inferior do cérebro) e seu mesencéfalo (o lugar onde as emoções são vividas e interpretadas). Quanto mais essas áreas "conversam" uma com a outra, mais clara e coerente será sua autopercepção e a percepção do mundo à sua volta. O benefício dessa atividade cerebral difundida (além dos ganhos físicos evidentes) é que as redes neurais de vários locais do cérebro são ativados simultaneamente, e isso leva a uma melhor consciência de nossas próprias emoções, sensações e estado físico. A palavra que os psicólogos usam é **propriocepção**, que simplesmente significa sua própria percepção de seu corpo como um todo e da posição relativa de várias partes do corpo.

O excesso de peso está relacionado à consciência reduzida de suas próprias emoções (um distúrbio conhecido como alexitimia) e de nosso próprio estado corporal (alexissomia). Pessoas com sobrepeso têm pontuação mais alta em ambos esses distúrbios do que pessoas que mantêm um peso saudável. Ao fortalecer as trilhas que conectam as sensações corporais do cérebro inferior e as emoções do mesencéfalo com o córtex cerebral, esses exercícios aprimorarão sua consciência quando algo lhe faz sentir-se física ou emocionalmente desconfortável. Isso significa que você será capaz de pôr o dedo no que realmente lhe incomoda, e não usar os dedos para comer alguma coisa para lutar contra o desconforto.

Exercícios de equilíbrio e aqueles que exigem movimentos opostos são particularmente importantes nesse ponto. Tais movimentos exigem ativação de numerosos locais do cérebro simultaneamente. Para o equilíbrio, o cérebro e a raiz do cérebro são ativados, assim como os lóbulos parietais. Movimentos opostos (por exemplo, mexer o braço esquerdo e a perna direita simultaneamente) também acendem múltiplos locais em cada hemisfério do cérebro: a área parietal/temporal anterior direita para o braço esquerdo e o hemisfério esquerdo para a perna direita. A qualquer momento que você ative vários locais do cérebro em sequência ou simultaneamente, você estabelece uma conexão de memória entre esses locais. A cada desempenho da atividade, a conexão se torna maior e mais forte, e a flexibilidade de seu cérebro e o desempenho na solução de problemas também melhoram.

Além disso, o hipocampo sempre atua nesses movimentos porque é aí que a memória da conexão está armazenada: a memória da sequência muscular específica e dos sentimentos associados ao movimento. Embora o aumento no fluxo sanguíneo pela atividade física beneficie todo o cérebro, é no hipocampo que estamos mais interessados aqui. Quando um grupo de pessoas de sessenta anos de idade ou mais foram colocadas em um regime de três meses de caminhadas diárias, em seguida estudadas pela RMf, os resultados mostraram aumentos consideráveis no tamanho do hipocampo e maior interconexão com outras áreas do cérebro.

Esses resultados não são surpreendentes. Como espécie, literalmente evoluímos para pensar enquanto corremos: ou seja, tínhamos que planejar nossa fuga dos predadores enquanto corríamos, e tínhamos que estar em movimento enquanto pensávamos em encontrar nossa próxima fonte de comida. Então a capacidade cognitiva humana está intimamente ligada ao movimento. De fato, o simples som das palavras **correr**, **esconder-se**, **pular** ou **escalar** provoca o acionamento das áreas do cérebro associadas a essas atividades. E estudos mostram que pensar em mexer o corpo de uma certa maneira, tal como levantar simultaneamente o braço direito e a perna esquerda, ativa as partes do cérebro associadas ao desempenho real do movimento, gerando força muscular e bom forma cerebral. De maneira semelhante, levantar os braços ou coçar a testa com os dedos são duas formas simples de ajudar a ampliar a atividade interna do cérebro.

Exercícios para o corpo e o cérebro – Aqui estão quatro exercícios projetados especificamente para estimular o cérebro para a perda de peso. Os primeiros três em especial são projetados para fortalecer a comunicação entre às áreas inferior, média e superior do cérebro de forma que todas sejam ativadas simultaneamente. O nível de integração entre essas diversas áreas determina nada menos que a qualidade de nossas vidas física, mental e emocional. Prosperamos com a boa integração. A má integração geralmente significa uma vida de desequilíbrios e atribulações.

• **Andar na prancha.** Fique de pé ou ande sobre uma superfície de dois a três metros de comprimento, envergadura 2x4. Certifique-se de que se sente equilibrado e em seguida caminhe. Para um desafio maior, vá descalço, carregue pesos ou levante os braços acima da cabeça. Como a "prancha" está apenas alguns centímetros do chão, o perigo de lesão é pequeno se você cair.

• **Ato de equilíbrio.** Para esse exercício, você precisará de uma bola BOSU®, um dispositivo de equilíbrio que lembra uma bola cortada ao meio (verifique no *site* power-systems.com para informações sobre como obter uma bola BOSU). Ajuste a bola para baixo do lado plano. Agora fique de pé sobre a bola e tente se equilibrar. À medida que vai melhorando, tente levantar um pé, depois o outro, ou carregue pesos com as mãos. Posteriormente, tente fazer agachamentos na bola.

- **Levantamentos opostos.** Para essa pose de yoga modificada, deite-se de bruços. Levante lentamente os braços e pernas opostos, alternando os lados.

- **Caminhar.** Mesmo os movimentos musculares humildes da caminhada redirecionam o fluxo e energia dentro do cérebro para áreas que estão subutilizadas. Você já sabe que, assim como o corpo, se você deixar partes do cérebro sem uso por muito tempo, elas atrofiam. Pense nas manobras do amor cerebral que tornam quase impossível seguir uma dieta saudável ou um sistema límbico flácido que estimula vontades e comilança descontrolada porque não consegue lidar com suas funções rotineiras.

Exercícios de qualquer tipo aumentam a capacidade do cérebro de gerar novas células cerebrais, fortalece as conexões neurais existentes e protege as células nervosas de lesões e morte. Caminhar é um exercício mais simples, mais barato, mais fácil e um dos mais eficientes que existem para conquistar tudo isso.

O último recurso – Ainda não está correndo para buscar o tênis de ginástica? Não desista. Se você não consegue ir direto lá, dê a volta! Pense no efeito-espelho como um primeiro passo. Alimente seus sentidos com pessoas em movimento: veja-as, ouça-as, converse com elas, cheire-as (tudo bem, esqueça a parte de cheirar). Mas, quanto mais você submergir seus sentidos em um ambiente de mente saudável, mais extensivo é o efeito-espelho. Não se surpreenda se, no final, estive realmente colaborando com seu objetivo de longo prazo de se tornar mais ativo.

Isso significa que você pode conseguir força e flexibilidade muscular ao se imaginar fazendo flexões ou correndo na maratona anual da sua cidade? Surpreendentemente, estudos de RMf mostram que a atividade cerebral de pessoas que simplesmente observam outras desempenhando uma atividade que os observadores pretendem replicar posteriormente de fato começa a construir as redes para esses comportamentos. Os cérebros de adultos saudáveis que ficam parados assistindo a vídeo de outras pessoas desempenhando várias tarefas fica ativado como se também estivessem desempenhando aquelas tarefas. Especificamente, a parte do cérebro que permite aprendizado motor através da prática física – o sulco intraparietal – é ativada. De fato, quanto maior a atividade no sulco intraparietal durante a observação, maior o desempenho físico posterior.

Parece que a magia do efeito do espelho está por trás do poder de imaginar e ter intenção. De acordo com um estudo chave, o simples ato de imaginar-se levantando o dedinho esquerdo e na verdade levantar somente o direito resulta no aumento da força muscular no dedo esquerdo. Por quê? Imaginar esse movimento leva a fortes sinais do cérebro para o dedinho esquerdo, como medido pelo eletro encefalograma. A trilha que conecta o dedo tanto ao músculo quanto aos sinais das áreas motoras do cérebro fica mais forte.

Claramente, poucos minutos movendo seu corpo onde e como você escolher pode ajudar a fortalecer as conexões que podem auxiliar seu cérebro a florescer. E aquele cérebro florescente, por sua vez, é muito mais bem equipado para lidar com as numerosas oscilações que mandam você buscar comida. A conclusão é que, para um cérebro sarado, você precisa de um corpo sarado e vice-versa.

Dia 7 – Redirecione
Atua nos gânglios basais, giro cingulado, córtex pré-frontal e sistema límbico

Comportamentos profundamente arraigados (especialmente aqueles que repetimos várias vezes por dia) são enraizados em redes e trilhas do cérebro profundamente gravados. Pensamos num lanche ou num doce cada vez que estamos inquietos porque a conexão cerebral que liga a inquietação aos doces é tão bem desenvolvida. Essa alimentação não saudável é fortalecida por padrões cerebrais subjacentes rígidos e previsíveis que fazem com que você se sinta numa armadilha e sem forças para mudar. É hora de quebrar aqueles padrões rígidos para que você consiga se livrar de pensamentos, sentimentos e ações indesejados. É hora de se desprender.

É disso que se trata o fato de ser excelente. Ser excelente é ser flexível, sem ser caótico, adaptável enquanto mantém alguma ordem. A flexibilidade é a chave para um cérebro saudável, vibrante, um cérebro que está aberto a possibilidades. Ser acusado de mudar a cabeça de alguém como se fosse uma deficiência de caráter é risível. Mudar a cabeça de alguém em face de mudar a realidade é a epítome da inteligência. A previsibilidade e padrões fixos de comportamento são prova de um nível baixo de inteligência ou mesmo de evolução. As moscas de fruta exibem padrões fixos de comportamento; seres humanos inteligentes não.

Infelizmente, a oscilação geralmente significa uma perda de flexibilidade porque é necessário mais energia para se manter flexível do que ser rígido. Cérebros oscilantes ou turbulentos não têm a energia extra exigida para flexibilidade, então tendem a ficar presos em padrões previsíveis. Se você está acima do peso, é bem capaz que a alimentação não saudável tenha se tornado um padrão cerebral previsível. Seu cérebro é muito bom em seguir as mesmas sequências não saudáveis repetidamente até o ponto em que são automáticas: não dependem do cérebro.

A ciência – Atividades de redirecionamento são ações físicas cuja execução e desempenho exigem o esforço coordenado, ou a atividade coordenada de vários locais do cérebro. Mais do que se forçar a abandonar velhos hábitos de alimentação não saudável, que geralmente estão profundamente estabelecidos dentro do cérebro, você estará investindo esforço em ajudar o cérebro a redirecionar a energia para novas conexões. O benefício para você é que seu cérebro terá melhor aceitação das mudanças de estilo de vida e alimentação que você desejar.

Mais do que dar ordens, ameaçar e suplicar ao comedor não saudável que existe dentro de você, você simplesmente ajuda o cérebro a aliviar os padrões rígidos que até agora têm forçado sua alimentação não saudável repetitiva, até mesmo compulsiva.

Redirecionar é uma estratégia que ajuda você a evitar uma parada ou mesmo um confronto entre seu cérebro visceral (eu quero bacon) e reflexivo (isso é inaceitável e não saudável). A flexibilidade faz com que você se desligue da batalha, encontrando opções que são aceitáveis para ambos: bacon de peru?

Como você pode romper o ciclo habitual de alimentação não saudável? Como você pode simplesmente dizer não e acabar com isso? Tudo que sabemos sobre o caráter do cérebro diz que simplesmente recusar-se a comer mal não é uma maneira eficiente de obter os resultados que você deseja. Você não pode se livrar da alimentação não saudável, mas pode contorná-la. Dentro do cérebro, pensamentos, emoções e comportamentos negativos (inclusive comer) aparecem como trilhas usadas em excesso. Você não consegue tirar a comida da sua cabeça porque seu cérebro está preso no sulco profundo da trilha. Seu cérebro não consegue sair do sulco; em vez disso, continua revolvendo e simplesmente cava mais fundo. Como você consegue sair dessa? Redirecione.

Você começa com alguns hábitos que são mais fáceis de mudar que os alimentares. O cérebro começa a fazer desvios; aprende a ficar à vontade usando uma rota alternativa. Usar sua mão não-dominante quando escovar os dentes ou esvaziar o lava-louças, por exemplo, ajuda na capacidade de redirecionar. Tira a atividade do seu cérebro das trilhas muito percorridas e o força a novas trilhas. O cérebro, então, fica acostumado a mudar, e é isso que precisa para transformar suas conexões profundamente arraigadas e não saudáveis com a comida.

Exercícios de redirecionamento. Aqui vão algumas dicas para começar o redirecionamento do seu cérebro:

- **Esquerdo é direito.** Se você é destro, segure a escova de dentes com a mão esquerda, ou vice versa se for canhoto. O mesmo para pegar algo dentro do armário, tirar as roupas da secadora e escovar o cabelo. Você começa a entender.

- **Experimente yoga ou tai chi.** Ambas as práticas são muito importantes para ajudar a forjar e fortalecer conexões de equilíbrio.

- **Altere sua rotina.** Se você sempre começa o dia com os mesmos rituais na mesma sequência (levantar-se, escovar os dentes, tomar banho, tomar café, ler o jornal em determinada ordem), tente invertê-las ou misturar a ordem. Mude seu estilo de se vestir. Escute músicas que normalmente não escuta.

- **Reflita sobre ideias em que não costuma pensar.** Pense em criacionismo, a legalização da maconha, serviço militar obrigatório. Seja o advogado do diabo e tente ver o outro lado de seu argumento usual.

- **Use os olhos.** Faça um esforço consciente de varrer com o olhar todas as direções quando está andando ou simplesmente descansando. Direcione o olhar para cima, para baixo, esquerda e direita

- **Mude a mobília.** Troque de lugar no mesmo cômodo para um novo visual, ou faça rotação dos itens de um cômodo ao outro. Desvie gradualmente do seu estilo "típico". Saia sem maquiagem; mude seu estilo de cabelo ou as cores de suas roupas.

- **Ajuste sua linguagem cerebral.** A forma única como você usa a linguagem, as palavras que você usa para descrever suas experiências no mundo têm uma forte influência nas suas emoções e no seu comportamento. Sua linguagem força o cérebro a duplicar o sentido implícito das palavras que você usa: "Eu nunca vou perder esse peso" prepara o cérebro a perseguir aquilo como um objetivo para fazer acontecer; para garantir que você realmente jamais perca aquele peso. É melhor pensar nas suas expressões verbais como sugestões! Evita palavras e expressões extremas tais como **sempre, nunca, de jeito nenhum, constantemente, o tempo todo, definitivamente** ou **certamente**. "Eu acho chocolate irresistível" leva o cérebro a tentar fazer aquilo de forma que você não consiga resistir. Tente usar linguagem flexível. "Acho que sim." "Preciso de mais tempo para considerar ou refletir." "Às vezes". "Você pode me dizer mais a respeito?" "Por que você pensa assim?" "Sou flexível. Vamos ver se existe outra forma."

Dia 8 – Aplique o controle cognitivo (o freio do cérebro)
Atua no córtex pré-frontal, o sistema límbico e o arco do prazer

Você já se maravilhou com o autocontrole de outras pessoas enquanto condenam, tranquilamente, seus genes de vontade fraca enquanto você morde aquele pedaço de bolo? Qual é o segredo delas? Em geral, é o pedal de freio na área pré-frontal do cérebro. Essa é a área primariamente responsável pelo controle cognitivo, por fazer uma pausa suficientemente longa para inibir impulsos indesejados, incluindo comer. O freio do seu cérebro provavelmente não foi usado por um tempo e pode ter perdido um pouco do vigor e força, mas esteja certo, está lá.

Diferentemente dos freios do seu carro, que se desgastam com o uso, o sistema de frenagem do cérebro fica mais forte quanto mais você usa. Se o ato de ceder à alimentação indesejada é mais **regra** do que **exceção** para você, é provável que seu freio cerebral tenha ficado fraco e inerte; não pode mais recusar ou retardar a gratificação.

A ciência – A rede neural que controla a alimentação e a vontade é elástica; ou seja, pode ser influenciada por uma variedade de fatores. A nutrição materna pode ser o marco inicial do ganho de peso. Descobertas recentes mostram que os mecanismos alimentares do cérebro são determinados em parte pelo estado nutricional da mãe antes de dar à luz. Essas descobertas demonstram que o padrão de comer em excesso, inclusive a incapacidade de recusar a alimentação indesejada pode ser devido a uma sobrecarga de energia materna. Isso pode reconectar o cérebro alimentar, intensificando vontade de comer certos alimentos, dificultando a autorrestrição e realmente enfraquecendo o sistema de frenagem do cérebro.

Outra linha de pesquisa mostra que pessoas com sobrepeso que estão de dieta têm mais tendência a adotar comportamentos como abuso ou vício de álcool, fumo, furto em lojas e falta de responsabilidade sexual que as pessoas de peso médio que não estejam de dieta. Obviamente, todos esses comportamentos prejudiciais estão associados ao mau controle dos impulsos. Dê mais uma olhada nas respostas do teste de oscilação relativos ao córtex pré-frontal, que controla sua capacidade de fazer pausa e levar em conta qualquer comportamento antes de adotá-lo. Se você tem várias respostas positivas, seu excesso de comida provavelmente é apenas parte de um padrão de comportamentos de risco causados pelo mau controle dos impulsos.

Nenhuma discussão sobre o controle cognitivo pode ser completa sem mencionar estudos que mostram o que acontece nos cérebros de pessoas que têm dificuldade de dizer não a um segundo pedaço de bolo de chocolate. Pesquisas indicam que as pessoas que acham a restrição cognitiva difícil exibem uma atividade maior que o normal em uma área do cérebro conhecida como estriado ventral esquerdo. Essas pessoas tendem a achar a comida mais estimulante que as outras e, por isso, difícil de resistir. Em outras palavras, é a configuração específica do cérebro alimentar que dificulta que essas pessoas recusem uma segunda porção de bolo repetidamente. Como mencionamos no capítulo 2, os melhores freios podem falhar com o ataque do desejo intenso. É por isso que trabalhar em todas as partes do cérebro para conseguir o equilíbrio é tão importante. Um cérebro equilibrado não vacila com tanta intensidade.

Mas, mesmo se seu cérebro alimentar está configurado para comer demais, sua mãe tinha sobrepeso ou você tem pouco controle sobre os impulsos, não significa que sua alimentação não possa ser reduzida. Significa que você precisa ficar mais seletivo sobre os alimentos que você permite ser absorvidos pelo seu corpo. Reconheça que seu cérebro alimentar foi, sem querer, sequestrado pelo seu estômago: comida demais e comida muito calórica. Você pode ajudar a recuperar seu cérebro alimentar e ajudar a reconectá-lo da maneira que a natureza pretendia, fortalecendo seu freio cerebral e aplicando as outras ferramentas de reeducação do cérebro. Seu cérebro aprenderá com a experiência e usará o que aprendeu para deter hábitos alimentares ruins sem esforço; você nem precisará pensar nisso.

Técnicas para frear o cérebro — Adiar ou inibir o ato de comer é a coisa mais difícil de conseguir; literalmente, está no topo da hierarquia da dificuldade. Para estimular seu freio cerebral, portanto, não tente começar pelo topo. Em vez disso, comece fazendo uma pausa ou inibindo ações menos prazerosas. Cada vez que você faz uma pausa antes de tomar qualquer ação que lhe trará prazer, você fortalece seu freio cerebral. Prolongue o atraso ou detenha-se totalmente de comprar aquele lindo par de sapatos, e seu freio cerebral logo será forte o suficiente para adiar ou recusar a gratificação até mesmo do primeiro pedaço de bolo.

Quando você estiver pronto para começar a comer, comece tentando adiar sua gratificação de comida e não recusá-la completamente. Esse é o treinamento básico para fortalecer seu freio cerebral. Digamos que é hora do café da manhã e você está com fome. Um mingau de aveia está no menu, e você naturalmente pega o mingau de aveia instantâneo porque é mais rápido; você não pode esperar pelo tipo antiquado, de cozimento lento, de flocos grandes. Afinal, comer não é a questão; você estará comendo mingau de aveia do mesmo jeito. A questão é o tempo.

Mas tente pensar no problema do tempo de outra forma. Como o cérebro tem certeza que estará comendo em alguns minutos, ele pode ser mais paciente. Além disso, mudar para o mingau de cozimento lento tem outros benefícios. A moagem de flocos finos é mais difícil de se decompor pelo seu corpo. A liberação mais lenta de glicose na sua corrente sanguínea diminui o índice glicêmico, resultando em flutuações de açúcar no sangue mais estáveis e ajudando a inibir vontades e o excesso de comida. Em outras palavras, você comerá menos se esperar pela variedade de cozimento lento, flocos grandes.

Mas, suponha que você não está diante do café da manhã ou do mingau de aveia. Suponha que são quatro horas da tarde e estão passando um prato de biscoitos pelo escritório. Você pode esperar um minuto antes de pegar o biscoito? Se consegue, provavelmente consegue esperar dois minutos. Sabe que pode comer um biscoito se quiser mas continua esperando da mesma maneira. Pense que o mundo não vai acabar se você não comer o biscoito. Mude a atividade do seu cérebro de "eu quero um biscoito" para "quantas calorias, gordura e açúcar tem esse biscoito?". O simples ato de pensar nos fatos ajudarão seu cérebro a desviar o foco dos biscoitos. É o mesmo que acontecerá se fizer uma tabela de multiplicação (nove vezes dois, dezoito; nove vezes três, vinte e sete e daí em diante), ou se olhar para o relógio e esperar cinco minutos. Feche os olhos. Depois de um tempo, você pode achar que não quer um biscoito, afinal. Isso é o que pode acontecer quando você põe um pouco de tempo entre você e o que quer que você esteja prestes a por na boca.

Para começar a fortalecer seu freio cerebral, tenha em vista uma agenda e um plano para retardar, recusar e/ou inibir as coisas e atividades que deseja e tende a nunca adiar. Aqui vão alguns truques que eu uso:

• **Postergar.** Como minha tendência é ver televisão em vez de estudar, caminhar, fazer limpeza, fazer tarefas de casa ou pagar contas, limito meu tempo de TV a trinta minutos cada vez.

• **Adiar.** Espero um dia (ou mais) antes de comprar um vestido no qual pus o olho. Durante o dia de espera, eu me faço essas perguntas: Preciso do vestido? Posso pagar por ele? Posso ficar sem ele?

• **Cozinhar mais devagar.** Não uso o microondas para que eu tenha que esperar mais tempo para comer. Cozinho no forno ou no fogão.

• **Adiar o segundo prato.** Faço uma pausa de vinte minutos antes de comer uma segunda porção. Até lá, talvez eu não queira mais comer.

As boas intenções do freio cerebral geralmente precisam de apoio. Aqui vão algumas dicas sobre como se distrair da alimentação indesejada:

• **Redirecionar.** Mastigue um chiclete.

- **Fugir.** Abandone a cultura gastronômica: evite restaurantes, restaurantes de *fast-food*, praças de alimentação e afins.

- **Eliminar a tentação.** Livre-se de qualquer comida que você não consegue deixar de comer.

- **Trabalhar antes da diversão.** Tente limitar ou postergar seus "desejos" em situações não-alimentícias: experimente limpar a garagem, arrumar o armário ou verificar uma conta antes de fazer algo que você aprecia.

- **Investigar.** Pergunte como e por quê. Não importa qual a pergunta, seu cérebro usará o córtex frontal e pré-frontal para produzir a resposta, somando força ao freio cerebral.

Dia 9 – Crie um ambiente agradável

Atua no sistema límbico, córtex pré-frontal e arco do prazer

Embora o cérebro esteja no comando quando se trata do que você come, ele não tem um estômago próprio. **Então, como ele se nutre?** Como vimos, o cérebro prospera com um menu de experiências diversificadas. O cérebro de um bebê não cresce somente com comida; ele também precisa ser nutrido por um ambiente enriquecedor e estimulante. Você pode ocupar um corpo maior que um bebê, e podem ser necessários tipos diferentes de estímulo para diverti-lo, mas seu cérebro ainda precisa de um equilíbrio saudável de desafio e estímulo sensorial positivo.

A ciência – Pesquisas neurobiológicas estabeleceram a influência recíproca entre o cérebro e as experiências social e ambiental. O estresse e um ambiente enfadonho são uma notícia ruim para os neurônios e tornam o cérebro inerte. E um cérebro inerte é uma causa-raiz poderosa do excesso de comida. Se você se sente irritado, pressionado, triste, mal amado, sozinho, com medo ou desconfortável, está pagando um preço alto duas vezes; primeiro, porque essas emoções negativas são dolorosas, e segundo, porque seu cérebro está se fraquejando e encolhendo, e provavelmente apelando para a comida para encontrar conforto.

Como você pode usar seu ambiente para estimular seu desempenho mental? Um estudo clássico realizado em Israel fornece uma resposta. Os autores do estudo distribuíram caixas eletrônicos aleatoriamente em vários locais ao longo do país. As máquinas eram idênticas no *design*, mas algumas eram de cores brilhantes e de superfícies texturizadas, enquanto outras eram cinzentas e opacas com teclas lisas. O estudo comparou o número de erros em transações nas máquinas coloridas e texturizadas e os dos caixas simples. Previsivelmente, as máquinas atraentes tinham menos erros.

Por que "previsivelmente"? Já suspeitamos há muito que pessoas felizes e positivas têm melhor desempenho, e sabemos que coisas atraentes ajudam a estimular o ânimo. A conexão entre coisas atraentes no ambiente e a melhora no desempenho é a serotonina e a dopamina: a dupla neuroquímica do sentir-se bem. Objetos bonitos e sentimentos de alegria e otimismo estimulam os níveis desses dois neurotransmissores, o que, por sua vez, melhora o desempenho.

A música que você curte pode contribuir para um ambiente cerebral positivo. Ela "acalma o coração selvagem" precisamente porque acalma o cérebro. A música muda a atividade do cérebro para várias localidades e altera a frequência elétrica. Os gregos antigos achavam que certos ritmos e melodias podiam curar gota e insanidade. Não é tão difícil de acreditar quanto parece, considerando que a música pode aumentar ou diminuir atividades autônomas como a respiração, pressão baixa e tensão muscular. Ela melhora a memória, equilibrando o sistema nervoso autônomo, ativando grupos de neurônios para trabalhar juntos com mais harmonia. A música já provou ter benefício global sobre a saúde e o sistema imunológico, melhorar habilidades linguísticas e, é claro, provocar emoções. Qualquer música que você goste de ouvir é saudável para o seu cérebro.

Quanto pode ser poderoso um aroma? O dr. Alan Hirsch criou uma fragrância que aumentava o tempo que uma pessoa passava apostando em Las Vegas entre 33% e 53%; aqueles que se expunham à fragrância gastavam mais dinheiro. Lojas de departamento usam odores que podem impulsionar você a passar mais tempo fazendo compras. Alguns cheiros afetam a memória; em eventos importantes na China, é importante passar entre os presentes tigelas com uma fragrância exclusiva para garantir que as pessoas se lembrassem do evento.

Tornando seu mundo bonito de cérebro – Estímulos sensoriais positivos, tais como cores vibrantes, desenhos geométricos complexos, ou objetos macios, redondos, ativam o cérebro de formas que podem levá-lo a gerar mais células e fortalecer aquelas já em uso. Lembre-se que nossa capacidade de perceber cor é uma habilidade relativamente nova para nossa espécie; está ligada à sede do cérebro por complexidade e apreciação de buscas criativas, como a capacidade de imaginar.

Enriquecer seu ambiente, variando cores, formas e texturas é uma daquelas ações de estimular o cérebro que podem facilmente ser descartadas por não serem suficientemente "científicas". Mas, deixar de ver a alimentação de seu cérebro com insumo sensorial é análogo a alimentá-lo com *junk food* ou muito pouca comida; ele consegue sobreviver, mas possivelmente não conseguirá prosperar e crescer.

Muitas das ferramentas de regulação que você já aprendeu ajudarão você a alimentar o cérebro. Passar pelo menos trinta minutos de cada dia de treinamento cerebral fazendo exercícios de movimento – qualquer coisa, seja dançar, alongar-se, tai chi, levantar peso, pedalar – nutre o cérebro e o ajuda a florescer. Mas, alimente seus sentidos também com estímulos prazerosos. Quanto mais você toca, cheira, vê e ouve em seu ambiente diário, mais o cérebro prospera. Faça um esforço de expor seus sentidos a tantas experiências diferentes quanto possível, com o máximo de frequência possível, mas pare antes de se sentir sobrecarregado.

Tanto quanto puder, delicadamente vire sua atenção para experiências que você acha prazerosas. Faça uma lista de atividades que você curte e comece a incorporar pelo menos um a cada dia. Um cérebro feliz tem melhor desempenho e chega mais depressa a soluções criativas para problemas.

Penso em experimentar prazer e alegria nas visões, cheiros e sons diários em termos de exigências diárias mínimas para a boa forma cerebral. Aqui vão algumas maneiras como você pode garantir que está tomando suas vitaminas:

Atividades nutritivas

- **Sorria.** Mesmo se você for mal-humorado, forçar-se a sorrir ajuda a melhorar seu estado de espírito. Isso porque os músculos que você ativa quando sorri provocam áreas no seu cérebro a se ativar e liberar serotonina e dopamina, os neuroquímicos de sentir-se bem.

• **Cerque-se de beleza.** Às vezes, olhar para sua echarpe favorita, aquela chaleira velha e surrada que você ama ou a mesinha de centro na qual seu bebê se colocou de pé pela primeira vez pode fazer você se sentir melhor; é tudo que você precisa para acionar seu cérebro para uma memória agradável e dar ao hipocampo uma nova explosão de energia. Certos objetos e paisagens têm uma capacidade inerente de nos deixar subjetivamente felizes. Pense na forma de um carro esporte ou de um fusquinha. A suavidade de seus contornos, sua forma redonda, juntamente com as cores e os "olhos de besouro", podem ou não impulsionar você a querer possuir um, mas provavelmente trarão um sorriso ao seu rosto, você está simplesmente feliz porque tais coisas existem. Elas combinam várias características que estamos pré-configurados a achar legais. Seu cérebro naturalmente libera as substâncias químicas de sentir-se bem que o ajudam a regenerar novas células e novas conexões. Se objetos lisos, redondos agradam seu toque (estudos mostram que eles agradam à maioria das pessoas), peque um cristal bem polido.

• **Deixe o cérebro seguir seu nariz.** Mergulhe nos cheiros de que você gosta, mas lembre-se que cheiros doces como lavanda e baunilha têm uma influência trófica ou nutritiva poderosa no cérebro. Isso porque acionam neuroquímicos e hormônios que têm propriedades curativas e restaurativas. Aqui vai mais um truque: associe uma lembrança a um cheiro e você está fadado a manter aquela lembrança para sempre! Para manter as coisas organizadas, sem falar nos cheiros doces, você precisa usar um aroma por lembrança.

• **Bom para o coração é bom para o cérebro.** Uma dieta rica em antioxidantes, carboidratos complexos e grãos integrais e com pouca carne é tão boa para a cabeça como para o coração – especialmente quando você destaca alimentos ricos em ácidos graxos ômega 3. O programa BrainMed no capítulo 7 é um plano de dieta assim. Mais uma vez, lembre-se de ter tanto cuidado com o que põe na boca quanto seria se estivesse dando comida a uma criança. Seu corpo continuará funcionando com combustíveis inadequados, como açúcares artificiais, gorduras trans e gordura animal, mas não florescerá. Esses alimentos deixam o corpo **não saudável** e com sobrepeso e deixam o cérebro inerte e opaco. Evite-os.

• **Mozart para adultos.** Quem nunca foi afetado por uma caixinha de música ou as músicas clássicas tocadas durante os fogos do Dia da Independência? A música se entranha no cérebro, ou transporta-o; a cadência, o ritmo e outras qualidades sonoras acionam mudanças entre diferentes áreas que nos permite sentir várias emoções. Um fato pouco conhecido é que o cérebro tem "propriedades musicais" próprias; muitos cientistas acham que ela usa uma escala de sete! Em outras palavras, o cérebro evoluiu para ler informações por mudanças no seu próprio ritmo ou frequência. Ligue seu *iPod*, rádio ou CD *player* e faça seu próprio treinamento cerebral para obter a atividade cerebral que deseja. A maioria das livrarias vendem CDs projetados para ajudar o cérebro a ter sono, motivação, energia e até mesmo a aprender.

Atividades para estimular e desafiar o cérebro

• **Ler.** Quase tudo que diz respeito a leitura é bom, mas tente equilibrar entre não-ficção e ficção. Lembre-se que humor, sátira ou ironia são estimuladores cerebrais.

• **Aprender.** Memorize uma lista de palavras novas, ou pesquise palavras desconhecidas num jogo de palavras cruzadas. Aprenda um novo caminho até um restaurante ou outro lugar aonde você vai com frequência. Faça o jogo do "bicho do mato e bicho da cidade": se mora na cidade, explore os bairros afastados do centro ou uma área rural; faça o processo inverso se você mora na periferia ou no interior.

• **Fazer jogos cerebrais.** Faça jogos de "matemática", como *sudoku*, ou palavras cruzadas. Ambos estimulam e desafiam o cérebro, ajudando-o a prosperar.

Na minha opinião, a beleza, intelecto e delicadeza expressos em nossas emoções e ações e um ambiente bonito enriquecedor são o que dão à sua vida cor e significado. Elas são ferramentas poderosas que você pode usar para trazer prazer e paz ao seu mundo e também difundir uma atmosfera negativa em sua casa ou escritório. Finalmente, a velha pergunta: "Um carro limpo é melhor de dirigir?" tem uma resposta: **sim, certamente**! Um veículo que acabou de ser lavado e tem melhor cheiro aciona substâncias químicas e hormônios felizes no cérebro que, por sua vez, afiam suas habilidades de dirigir e ampliam sua apreciação das paisagens por onde passa. Quem quer arruinar essa química, gritando e buzinando quando alguém dá uma cortada?

A outra pergunta, ainda mais importante, é: "Por que o vinho barato tem melhor sabor em taças de cristal?" A beleza do cristal enriquece a cor do vinho. Esses prazeres sensoriais acionam a sopa neuroquímica no seu cérebro que estimula o sabor. Quem precisa de Dom Perignon? Em vez disso, gaste dinheiro com Baccarat.

Dia 10 – Pense do lado esquerdo para alegria, direito para preocupação

Atua no lóbulo frontal e córtex pré-frontal

Quando você se sente alegre e otimista, é porque o córtex pré-frontal esquerdo do cérebro – a área acima da sobrancelha esquerda – está ativada. Altos níveis de atividade no córtex pré-frontal direito, no entanto, estão correlacionadas com sentimentos de pessimismo e negatividade. Por isso, para estimular alegria e otimismo, é útil estimular a atividade do córtex pré-frontal esquerdo.

A ciência – Você consegue pensar num evento de sua vida que lhe deixou particularmente feliz, confiante e satisfeito? Se você pudesse reviver esses momentos e sentir-se como daquela vez: quando você se apaixonou, por exemplo, ou viu pela primeira vez o rosto de um recém-nascido. Mas a primeira vez não pode ser repetida, e a segunda vez é sempre ligeiramente menos prazerosa que a primeira.

Entretanto a ciência diz que cada evento prazeroso deixa um rastro dentro do cérebro, e pesquisadores hoje acreditam que nossos cérebros podem evoluir um dia a ponto de nos permitir **reviver** um evento inteiro (com prazer e tudo) através daquele rastro, simplesmente evocando a memória.

Isso é para o futuro. Para o momento, os neurocientistas pelo menos identificaram os locais do cérebro das funções-chave emocional e física, e varreduras RMf confirmam que o lado esquerdo é para a alegria e o direito, para a preocupação. Quando o córtex pré-frontal está subativo – quando sua frequência baixa para as ondas alfa (oito a doze ciclos por segundo) – isso deixa o lado direito desequilibrado. A consequente dominação do lado córtex pré-frontal direito se correlaciona com a emoção negativa. Os bebês de mães com depressão tendem a ter menos atividade no córtex pré-frontal do que bebês cujas mães não têm depressão. Quando a frequência alfa aumenta no córtex pré-frontal esquerdo, no entanto, mostrou-se que os sintomas de depressão se dissiparam. Portanto, o objetivo é alterar os padrões elétricos do cérebro, enviando o fluxo de energia para locais específicos. Podemos fazer isso com uma série de técnicas diferentes, incluindo a meditação (e as ferramentas análogas à meditação nesta seção), yoga, hipnose e neuroterapia.

Ao alterar padrões da onda cerebral, alteramos nossos estados emocional e cognitivo. E, como a alimentação é influenciada por nossos estados emocional e cognitivo, as ferramentas aqui podem nos levar à alimentação saudável em duas maneiras: primeiro, ajudando a reduzir as emoções que tendem a nos lançar no modo de alimentação não saudável, e segundo, produzindo o estado emocional correlacionado com a alimentação saudável.

Lado esquerdo com técnicas de alegria – Use os passos a seguir para ajudar a estimular sentimentos de felicidade:

1. Feche os olhos lentamente. Com eles fechados, tente olhar para baixo, como se tentasse olhar dentro do cérebro.

2. Mantenha o foco na respiração, mantendo-a calma e regular. Cada respiração carrega oxigênio e sangue rico em nutrientes para dentro do cérebro, banhando-o com elementos estimuladores de vida que o ajudam a crescer saudável.

3. Com os olhos ainda fechados, olhe para cima para o canto esquerdo do cérebro (a área acima da sobrancelha) e atrás dele. Você consegue tocar aquela área com os dedos? Consegue direcionar atenção e energia àquela área?

4. Imagine que essa área é um lugar bonito, tranquilo, mas muito cheio de atividade.

5. Nutra essa área, dizendo e pensando no significado das palavras amplo, ótimo, poderoso, sereno, ativo e intricado para estimular o fluxo de energia para essa área.

6. Imagine uma sinfonia dentro do seu cérebro. Cada instrumento é energia que se manifesta como um ponto de luz. Visualize pontos de luz dançando por toda essa área.

7. Tente manter o foco nesse ponto e concentrar-se em fazer dela uma orquestra: ordenada, organizada e harmônica.

8. Fique concentrado no córtex pré-frontal por tanto tempo quanto for confortável. Tente se lembrar da sensação de fazer dessa área um lugar cheio de atividade, confortável, ordenado, e revisitá-lo tantas vezes quanto puder.

9. Libere sua atenção focada, calma assim que estiver preparado. Abra os olhos e faça quatro respirações consecutivas (abdominais), exalando lentamente.

Além desse exercício de concentração, você pode ajudar a estimular as capacidades de rede neurais, incentivando uma ampla gama de atividade dentro do cérebro. A formação de redes é essencial para um cérebro equilibrado porque as redes integram toda a informação variada que o cérebro recebe.

Aqui vai um exercício que eu faço enquanto caminho ou pedalo na bicicleta ergométrica. Com os olhos abertos ou fechados, visualizo meu cérebro como um gerador de eletricidade, enviando energia de fluxo livre que dá poder a tudo o que toca. Em seguida, dirijo essa energia para a área acima da sobrancelha esquerda e imagino o tecido dali enriquecido com nutrientes vitais e neuroquímicos de estímulo cerebral. Penso em dar poder a palavras que ajudam o processo – **força vital, força, confiança**. As palavras me ajudam a enviar ainda mais dessas qualidades para a parte superior esquerda do cérebro. Sinto-me mais leve e mais confiante, e minha respiração, embora acelerada pela caminhada ou pedalada, é regular e confortável. Subitamente, minha mente se transporta para a reunião de trabalho potencialmente cheia de problemas que vai acontecer naquele dia mais tarde, e sinto minha ansiedade crescer. Delicadamente eu me lembro que as substâncias químicas dos meus sentimentos desagradáveis estão machucando meu cérebro e delicadamente sugiro me livrar desses sentimentos. Pergunto a mim mesmo, com firmeza: "Vale a pena esse problema acabar com meu cérebro?" Visualizo o cérebro acima da minha sobrancelha direita e tento diminuir a velocidade e acalmá-lo, de forma que o lado esquerdo possa prevalecer. Desimpedido mais uma vez, a energia continua a se mover de um lugar a outro no meu cérebro, fazendo-me sentir confortável, calmo e presente no momento.

Dia 11 – Tarefa única
Atua na maioria das áreas principais do cérebro

Em um mundo onde a multiplicidade de tarefas pode ser desde uma necessidade inevitável a um símbolo de *status* anunciando sua própria importância, fazer uma atividade só pode ser visto, na melhor das hipóteses, como rotineiro, na pior, como obsoleto. Mas não podemos progredir mais depressa ou mais longe do que o cérebro pode ir. Dada nossa programação neurológica, fazer uma tarefa única é a forma mais eficiente e confortável de resolver as tarefas.

É simples. Nós não temos a arquitetura cerebral para **desempenhar várias tarefas ao mesmo tempo sem comprometer a qualidade do nosso desempenho**. Mas temos a arquitetura cerebral que nos permite pensar que temos, o que provavelmente é um dos motivos por que muitos de nós continuam fazendo isso.

Pessoas de múltiplas tarefas passam pela vida oscilando de estímulo a estímulo sem ficar tempo suficiente para se conectar a coisa alguma. Infelizmente, toda essa oscilação torna difícil saber o que você começou, quanto você comeu e o sabor que tinha. Assim, fica difícil conectar-se com seu verdadeiro tamanho e forma do corpo. Além disso, você perde o prazer inerente que surge quando você tenta ser o melhor naquilo que é capaz de fazer, sentir e pensar. E você sabe o que acontece quando diminui o prazer emocional: **você tende a comer por prazer.**

Fazer uma coisa de cada vez é mais natural e mais consistente com o formato do cérebro do que ser multitarefas. Também resulta numa experiência mais coerente com o que está acontecendo no presente: o tempo entre o "ainda não" e o "não mais". A tarefa única permite uma conexão mais firme entre o ambiente externo e interno, e isso estimula a riqueza e profundidade de nossas experiências.

A ciência – Os cientistas já sabem há tempos que o cérebro não pode fazer duas coisas ao mesmo tempo. Se tenta, a fila de informações que entram fica congestionada e forma um gargalo enquanto espera para ser processada. As áreas do cérebro onde ocorre esse gargalo foram identificadas como córtex lateral, frontal e pré-frontal.

O fato é que não podemos processar duas coisas simultaneamente; existe sempre um retardo de tempo, de forma que o conceito de multitarefas é um termo um pouco impróprio. O que acontece, na verdade, é que o cérebro desvia atenção de uma tarefa a outra. Em outras palavras, em vez de fazer três coisas ao mesmo tempo, seu cérebro divide a energia; está em trânsito, movendo de uma tarefa a outra. Como ele dá atenção somente por um breve tempo a qualquer coisa única que você esteja fazendo, você claramente não está se saindo tão bem como poderia em qualquer tarefa.

De certa forma, ser multitarefas é um desserviço a você mesmo, porque seu desempenho não é tão bom quanto se fosse manter o foco em uma coisa de cada vez. Quanto ao argumento de que a multitarefas poupa tempo, ocorre que provavelmente lhe custa mais tempo porque, no final, terá que refazer as coisas: muitos erros, muitas lacunas.

Além disso, um desempenho insuficiente tipicamente resulta em falta de tempo e uma vida desorganizada onde sobra pouco tempo para luxos como cuidar de si mesmo, comendo de forma saudável e exercitando-se regularmente. Cozinhar do zero e planejar, pró-ativamente, refeições saudáveis saem pela janela!

Tudo isso também tende a significar uma autoestima mais baixa, que é uma base fértil para o ato do comer emocional. Uma vez que ser multitarefas geralmente nos deixa sem concentração ou não tão conscientes quanto deveríamos, também temos menos proteção contra as sugestões da cultura gastronômica. Simplesmente operamos no automático, e o cérebro visceral assume o comando. Desintegrado do córtex pré-frontal que permite ações de cima para baixo, sem nos dar conta pegamos mais uma bala ou sanduíche de pasta de amendoim, sem pensar nas consequências. Essa é uma razão por que a ideia da tarefa única está sendo ensinada a mulheres bulímicas e comedoras compulsivas na Universidade de Griffith, em Queensland, na Austrália, e já foi mostrado que isso melhora sintomas de ansiedade, depressão e problemas físicos e emocionais relacionados ao estresse.

Caminhos para a tarefa única. Gerar habilidades de tarefa única pode ser feito de várias maneiras:

• Ponha uma uva passa na boca e mantenha-a ali pelo tempo que puder. Tente ficar consciente de sua presença, mas resista à tentação de morder e engolir. Você pode substituir por um chiclete ou uma jujuba.

• Diminua o ritmo de suas atividades cotidianas: comer, andar, tirar louça da máquina e escovar os dentes.

• Mantenha o foco da atenção a uma tarefa de cada vez, seja qual for, repetindo silenciosamente: "Isto é tudo que posso fazer neste momento" ou "Eu só consigo fazer bem uma coisa de cada vez".

• Designe horas específicas para trabalhar em projetos, mesmo que sejam recreativos: uma hora para cuidar do jardim, uma hora para ligar para um amigo. Quando chegar a hora daquela atividade, mantenha completamente o foco nela, e esqueça o que vem depois na sua agenda. Neste momento, você está exatamente onde precisa estar.

• Use a tarefa única para ajudá-lo a desacelerar quando se sentir ansioso, cansado, ou em descontrole emocional ou quando simplesmente precisar encontrar o prazer inerente àquilo que estiver fazendo.

- Evite fazer múltiplas tarefas, especialmente quando as tarefas que está tentando fazer exigem forte envolvimento sensorial, tais como ter uma conversa telefônica enquanto lê seus *e-mails* ou surfa na Internet. Enquanto estiver ao telefone, vá para um cômodo que não tenha acesso à Internet ou TV.

- Sempre que possível, atribua um lugar específico para uma única atividade principal: o carro para dirigir (uma ideia nova), o quarto para dormir, a escrivaninha para trabalhar. Então, retire todo item que compete pela sua atenção (longe do olhar, longe da mente). No seu local de trabalho, mantenha lanchinhos na área comum de alimentação, não na sua mesa ou numa gaveta. Desnecessário dizer, **console do carro e comida** não devem vir juntos.

- Evite a multitarefas mental. Você pode não estar fazendo três coisas ao mesmo tempo, mas está pensando em fazer as próximas três coisas da sua lista. Reconheça que isso é tão deteriorante para seu bem-estar como estar, realmente, dando conta de três projetos ao mesmo tempo. Lembre a si mesmo, delicadamente, do seu lado direito para pensar em apenas um serviço de cada vez.

Em minha experiência, uma vez que você se dá permissão de fazer somente uma coisa de cada vez e faz aquela coisa bem, é provável que não volte a fazer múltiplas tarefas. Isso porque fazer uma tarefa única dá uma sensação muito boa. O cérebro não gosta das idas e vindas e da pressão de ser apressado que é inerente à multiplicidade de tarefas, e você também não. Quando você experimentar o prazer que vem de fazer uma coisa de cada vez, pode achar que você fica alerta e se torna mais defensivo quando alguém tenta atirar mais coisas sobre você.

Dia 12 – Estar consciente

Atua no lóbulo frontal, córtex pré-frontal, sistema límbico e gânglios basais

A meditação e o ato de estar consciente andam de mãos dadas. Isso porque o estado emocional, físico e cognitivo de estar consciente é um bloco de construção básico na meditação. Pesquisadores da Universidade de Emory estão descobrindo que um tipo de prática espiritual antiga, a meditação zen, muda gradualmente a estrutura do cérebro e pode ser de benefício potencial no tratamento de Alzheimer e transtorno de déficit de atenção (TDA).

A ciência – Imagens de ressonância magnética funcional mostraram que a meditação praticada por um longo período de tempo aumenta a atividade em áreas do córtex cerebral ligadas a atenção e memória. Pela primeira vez, pesquisadores da Universidade de Wisconsin, em Madison, descobriram que a "meditação de estar consciente" levou a melhoras no sistema imunológico e também na função do cérebro. Os tratamentos conscientes foram considerados uma terapia poderosa para o estresse e a ansiedade, importantes causas de diminuição da imunidade. Como parte desse estudo, a atividade elétrica do cérebro também foi registrada nas áreas frontais do cérebro, e a meditação aumentou a atividade na área frontal esquerda. (Mais uma razão para manter o pensamento de "esquerdo para alegria").

A meditação ajuda a ganhar músculo cerebral, aumentando a espessura da camada externa do cérebro, que sugere que pessoas que meditam podem ver melhoras no pensamento, no processamento sensorial e na estabilidade emocional. O estado de consciência e a meditação são "práticas", e, como tal, precisam ser individualizadas para se adequar a seu temperamento e estilo de vida. Estar consciente é uma forma de viver cada minuto; você pode trazer isso para tudo o que faz, desde respirar a levar o lixo para fora. Embora a meditação possa afetar suas ações diárias, inclusive sua postura e respiração, geralmente é feita em horas específicas do dia.

Existe uma abundância de fontes que ajudam você a começar a meditar, mas eu gosto especialmente do livro *Caminhos para a Meditação*, de John Cianciosi, como um guia geral para iniciantes e *A Doutrina Suprema*, de Hubert Benoit, como um guia para a meditação zen. Finalmente, *Aprenda a Relaxar*, de Mike George, oferece um guia prático para o relaxamento e também o estímulo visual para ajudar você a se sentir sereno.

Atividades de consciência – Existem muitas opções para abrir sua área de consciência do cérebro, que você encontrará aqui:

- Tome a decisão de estar mais consciente, mas menos crítico de tudo o que faz, cada passo que dá.

- Diminua o ritmo de todas as suas ações. Inicialmente, a falta de familiaridade pode deixá-lo desconfortável, mas você se ajustará rapidamente ao novo ritmo.

- Neutralize pensamentos intrusivos que atrapalham sua consciência, usando o mantra da tarefa única: "Esta é minha hora de estar consciente. Pensarei sobre isso mais tarde."

- Comece o treinamento de consciência pela respiração. Sente-se confortavelmente e concentre-se na duração de suas inspirações e expirações: uma é mais longa que a outra? Perceba qualquer coisa que se destaque enquanto respira. Você tem pensamentos intrusos? Faz força para inspirar? Expirações breves e respirações rápidas e superficiais? No começo, você faz o papel de um observador atento, absorvendo informações. Com o tempo, você se torna um curador e faz sugestões gentis para mudanças na sua respiração. Você pode sugerir inspirações mais profundas e expirações mais longas. Se você se sente esgotado e com pouca energia, permita ou força suas expirações a serem breves. Se estiver no limite e precisar desacelerar, ponha o foco no prolongamento das expirações.

- Traga o estado de consciência para a caminhada. Esta ação funciona bem com as sugestões para prazer corporal (dia 5). Tenha foco no seu corpo e tudo mais no seu ambiente que chame sua atenção.

- Quando se virar parcial ou completamente, repare se uma parte do corpo vira antes que o resto acompanhe. Seu torso e suas mãos ainda estão nas posições originais enquanto os olhos e o resto já "passaram" para uma cena diferente? Faça ajustes para garantir que todo o seu corpo vire junto, e uma tarefa para a próxima.

- Tome tempo para absorver o ambiente à sua volta e como você se encaixa nesse ambiente enquanto leva sua rotina diária: esperando sua refeição no restaurante, dançando numa festa ou parado em frente ao fogão ou à pia.

- Para manter o estado de consciência, abaixe os ombros e faça quatro respirações profundas consecutivas: duas com os olhos abertos e duas com eles fechados.

Mas agora você pode ver que a meditação é estimulada pelo estado de consciência e este, pelo ato de fazer uma tarefa única. Todas as ações TDO se misturam para produzir uma forma; o resultado é maior do que a soma das partes. Ao usar todas as ferramentas TDO, você continua somando benefícios que ajudam a melhorar o funcionamento do cérebro, deixando menos razões para o cérebro acionar o excesso de alimentação. Você terá resultados mais rápidos se atuar em todas as áreas cerebrais ao mesmo tempo.

Seu cérebro amplo, próspero

Você completou a primeira parte do programa de treinamento. Espero que tenha achado essas ações muito mais prazerosas e fáceis de se tomar do que ficar preso a alguma dieta. Implementar esses passos ajudará você a seguir um regime de alimentação saudável com menos esforço da sua parte. Você faz sua parte aplicando as ferramentas TDO, e seu cérebro o recompensará tornando mais fácil comer de forma saudável. Em apenas algumas semanas, você poderá perceber também melhorias em outras áreas da sua vida, como melhor sono, memória e ânimo. Certifique-se de que está incorporando as ações que o ajudam mais na sua rotina diária para os melhores resultados possíveis. Agora, seguimos para as ferramentas de alimentação.

6

Reeducação Revisitada

Ferramentas de neurorregulação da alimentação

Tendo as ferramentas de regulação como uma base forte, agora você está pronto para aprender as ferramentas de alimentação do programa TDO. Da mesma forma que com as doze ferramentas para saúde global do cérebro, as dez ferramentas de regulação alimentar são projetadas para ajudar você a montar a característica mais importante que existe para perder peso e manter o peso saudável: **autorregulação**. É essa característica que vai lhe permitir parar de comer em excesso e, tendo uma escolha, optar por cenouras em vez de bolo como lanche.

Todas essas ferramentas aumentam sua capacidade de planejar, resolver problemas, e concentrar suas ações em um objetivo. Nesse caso, as ferramentas globais básicas mais as focadas na alimentação que você está prestes a aprender ajudarão você a enfocar suas ações em atingir seu objetivo de perder peso.

Mas vai além disso. A autorregulação, a capacidade de controlar impulsos, aumenta sua capacidade de gerenciar cada aspecto da sua vida. De fato, já foi mostrado ser um fator mais importante de previsão de sucesso na vida do que o QI, mesmo para o sucesso acadêmico. Evidentemente, o sucesso no qual você está mais interessado hoje é o sucesso de reeducar seu cérebro alimentar para conseguir perder o peso que você quer.

Faça uma limpeza geral

Você está prestes a realizar importantes mudanças em sua vida. Antes de começar esta parte do programa, é hora de fazer um pouco de preparação. Como é sempre bom começar algo novo com uma ficha limpa, agora é uma boa hora de se livrar de parte do emaranhado tanto na sua vida como na alimentação.

Limpe a casa

Comece limpando a casa, literalmente. Entre na cozinha e livre-se das refeições gordurosas que estão no *freezer*. Deixe o peixe fresco ou congelado; peitos de frango, cortes bovinos e suínos sem gordura, tais como filé; e carne moída de frango, boi e peru, que tem menos de 7% de gordura. Deixe atum e sardinha em lata. A menos que você tenha uma agenda que não permita investir quinze a vinte minutos para preparar comida, não há necessidade de refeições congeladas ou preparadas. Elas podem não ser hipercalóricas, mas em geral têm carência de valor nutricional. Você pode fazer melhor com quase a mesma quantidade de esforço que precisa para esquentá-las no microondas.

Agora, ao trabalho mais árduo: limpar a despensa. Nos lares americanos, a despensa é o lugar de armazenamento mais provável para carboidratos simples. Isso é uma boa coisa, porque você não terá tantas missões de busca e destruição. A forma mais fácil de saber o que jogar fora ou dar é mirar os alimentos manufaturados que contenham as três fontes mais comuns de carboidratos simples e gorduras saturadas:

- farinha branca
- arroz branco
- açúcar branco

Aqui estão alguns exemplos do que deve ser removido:

- Biscoitos; bolos; pão branco; *bagels*; *muffins*; misturas para panqueca ou *waffle*, massas e macarrão que não sejam feitos de farinha integral

• Balas, batatas fritas, qualquer salgadinho que não sejam *chips* de tortilla fritos de farinha integral

• Qualquer refrigerante que não seja sem açúcar, qualquer suco que não esteja rotulado como 100% suco puro da sua geladeira

Não deixe de remover:

• Carnes gordurosas como bacon e salsicha, carne moída com mais de 7% de gordura

• Derivados de leite com gordura integral, queijos feitos de leite integral (*cheddar*, *brie*, parmesão)

Será muito mais fácil para você gerenciar sua alimentação se não tiver que olhar para alimentos não saudáveis, então doe-os ou jogue tudo fora. Se você se sentir culpado, faça a você mesmo a pergunta que eu me fiz um dia ao olhar para uma bandeja de belos biscoitos de Natal que eu havia acabado de jogar, sem cerimônia, na cesta de lixo: "Você preferia que estivessem dentro de você?"

Limpe seu corpo
Quando tiver limpado a casa de todos os tipos de alimentos que você sabe que não quer comer, faça o mesmo com seu corpo: dê um tempo dos alimentos hipercalóricos e processados e da alimentação em excesso. Pense nisso como um processo de lavagem, do mesmo tipo que é feito com pessoas que tomaram múltiplos medicamentos durante um longo período de tempo. A ideia é dar ao corpo a possibilidade de se desintoxicar e aprender a funcionar sem as restrições de drogas; no seu caso, a lavagem ajuda você a aliviar os efeitos de montes de calorias.

Outro motivo para a limpeza é recuperar seu sentido de paladar. O consumo prolongado de *junk food* ofusca seu paladar e apreciação de alimentos naturais ao ponto de ficar difícil apreciar sabores sutis. Uma lavagem dá às suas papilas gustativas tempo para se recuperar da falta de sensibilidade ao sabor.

Como você deve limpar seu sistema?

• Esforce-se para passar um dia somente com água, chá quente e frutas. Se não conseguir tolerar isso, acrescente amêndoas ou outras frutas.

• Fique longe de doces e farinha por quanto tempo conseguir, mas pelo menos durante um dia inteiro.

• De longe, a técnica mais eficiente (e é mais fácil de se fazer do que a maioria das pessoas imaginam, certamente mais fácil que limitar porções) é **jejuar**. Um período que seja completamente livre de comida definitivamente limpa seu sistema, revigora suas papilas gustativas e acalma seu apetite consideravelmente. É a forma mais abrangente, ainda que drástica, de fazer uma limpeza geral pra reeducar seu cérebro alimentar.

Pensamento fresco sobre comer

Enquanto se prepara para fazer as mudanças alimentares que seu cérebro reeducado vai exigir, é uma boa ideia começar a se concentrar nos fatos centrais da alimentação saudável.

Proíba certas comidas

É mais fácil colocar na cabeça que certas categorias de comida como doces ou *fast-food* não são uma opção para você do que ponderar "Devo ou não devo?" cada vez que se deparar com essas comidas. Por exemplo, eu não tenho mais um debate interno sobre que item de *fast-food* pedir para meu filho adolescente porque tomei a decisão, há muito tempo, de que toda a categoria de *fast-food* está bloqueada; simplesmente não pode ser considerada uma opção. É mais fácil assim.

Pense nisso. Se você está hospedado na casa de alguém e encontrar dinheiro solto no quarto de hóspedes, tem a tentação de pegar o dinheiro? Você fez idas e vindas, agonizando se deve ou não pegá-lo? Claro que não. O pensamento de roubar é automática e inconscientemente rejeitado no nível do mesencéfalo, então você nem se dá conta disso. O processo de tomada de decisão – que não pegamos coisas que não nos pertencem e que essa não é uma opção – acontece antes de subir para o nível de consciência.

Você pode fazer a mesma coisa com certas categorias de comida que você sabe que não são saudáveis. Rotule esses alimentos como "não são uma opção" e diga a si mesmo "Ali eu não vou". Você verá que em pouco tempo seu cérebro nem levará aquelas comidas em consideração.

Pense "menos é mais"

O mantra **"menos é mais"** é mais uma coisa para se olhar para isso de uma nova forma. Acontece que menos é mais para seu cérebro e também para a sua cintura e a saúde global. Comer, digerir e eliminar qualquer comida (particularmente doces, farinha branca e gordura) cobra um preço no seu cérebro. Isso porque esses alimentos produzem altas taxas de radicais livres que lesionam os tecidos, e, como órgão mais poroso do seu corpo, o cérebro é particularmente vulnerável a lesões por radicais livres.

A alimentação em excesso também lesiona o cérebro através do seu coração. Energia em excesso sobrecarrega seu sistema cardiovascular, que por sua vez estreita os vasos sanguíneos, com isso, limitando o fluxo de sangue. Mais uma vez, seu cérebro leva a pior disso, porque é o órgão mais dependente de oxigênio de seu corpo inteiro. Tenha em mente que já foi provado que comer um pouco menos que a quantidade que precisa para desempenhar suas funções vitais ou manter-se saudável e vivo estimula a imunidade, reduz os efeitos debilitantes do envelhecimento e reduz o risco de algumas doenças. Em um de nossos estudos, descobrimos que ingerir menos calorias diminuía tumores colorretais em ratos.

Comer de menos, ou comer calorias de menos (eu chamo isso de "alimentação ascética"), com ênfase em alimentos frescos, comer um pouco menos do que o necessário e pesando um pouco menos que o peso normal, reduz lesões de tecido e prolonga a juventude e a longevidade. Sim, pode levar anos de transição para se conseguir comer dessa forma, e, admita-se, não é para qualquer um. Além disso, certamente não é necessário isso para perder peso. Mas é importante reconhecer a que ponto o poder da alimentação ascética pode levar você. E, embora possa levar décadas de evolução alimentar para progredir a esse ponto, uma vez alcançado isso, esse tipo de alimentação é, como se relata, sem esforço. Se você vai decidir levar adiante tal objetivo é por sua conta.

Tenha consciência de que sem gordura não é sem calorias

Quando começar a mudar seus hábitos alimentares, tenha em mente o fato contra-intuitivo de que a ausência de gordura não significa uma ausência de calorias. De fato, de acordo com pesquisadores, você tende a ingerir 28% mais calorias quando come alimentos com baixo teor de gordura porque você superestima a economia de calorias. O cérebro visceral toma a frente e tenta compensar sobre o cérebro reflexivo dizendo, com efeito: "Eu quero isso e não faz mal. Afinal, tem pouca gordura!" O cérebro reflexivo baixa a guarda, e lá vai você.

Tenha frutas frescas no balcão da cozinha

Se estiver em casa ou mesmo de férias, deixar frutas frescas visíveis torna-as mais acessíveis e uma opção de lanche mais provável. Agora que você sabe que funciona dessa maneira, no entanto, tente manter a guarda e não seja iludido pela ilusão da pouca gordura.

Use a terceira pessoa

Pode parecer esquisito, mas as pesquisas mostram que adotar uma perspectiva de terceira pessoa sobre si mesmo ajuda-o a buscar o autoaprimoramento. Isso faz da perspectiva de terceira pessoa uma ferramenta de motivação excepcionalmente boa. Em vez de pensar em você mesmo como "eu", adote a prática de se referir a si mesmo como "ela" ou "ele". Diga a você mesmo que [seu nome] está fazendo um esforço duro de reduzir o tamanho da porção, está fazendo um bom trabalho de reeducar o cérebro, ou parece estar perdendo peso.

Dê um agrado a si mesmo

Outra dica importante para progredir é garantir que você faz pelo menos uma coisa a cada dia que lhe dá prazer. O motivo, claro, é que você tende a comer em excesso quando os prazeres da vida são escassos; seu cérebro substitui uma necessidade por outra e usa a comida para "resolver" a insatisfação. Ao dar a você mesmo um pouco de prazer a cada dia, você reduz a chance de que seu cérebro precise enviar você para o modo de alimentação para conseguir uma sensação de contentamento.

As ferramentas de neurorregulação alimentar do programa TDO

Como você fez com as ferramentas de regulação do capítulo 5, mantenha o foco em uma nova ferramenta alimentar a cada dia, de forma que você incorpore gradualmente as novas estratégias alimentares no seu estilo de vida. Todas essas ferramentas o ajudarão a ganhar controle dos seus hábitos negativos, e algumas até mesmo terão como alvo a parte do seu cérebro alimentar que causou a oscilação.

Dia 1
O poder do agora

Diminui a ação do cérebro emocional, a influência de baixo para cima e fortalece o raciocínio de cima para baixo

Embora a expectativa e a curiosidade possam ser mecanismos eficientes para medir o progresso do programa e fazer os ajustes correspondentes (ver dia 6 para uma explicação completa), nada é mais poderoso para o cérebro do que **o agora mesmo**. Este exato momento derruba a experiência passada e as possibilidades futuras. Na verdade, agora é tão poderoso que o cérebro tende a confundi-lo com o que vai acontecer no futuro. Ele projeta o que sente neste momento, casualmente, como uma realidade futura ("estou muito triste agora, e não vejo um fim à vista para minha tristeza" ou "estou tão cheio desta refeição enorme que nunca mais comerei novamente"). Em outras palavras, o poder do agora é tão grande que formamos impressões futuras com base no que nossos sentidos e estados corporais nos dizem no presente.

A ciência – Estudos mostram que, quando antevemos o ato de comer menos num tempo futuro, nossa expectativa de se aquilo será confortável ou não é o presente. Se não estamos confortáveis, antecipamos o desconforto de comer menos; se estamos confortáveis quando antevemos aquele futuro de menos comida, temos esperança de nos sentir confortáveis com isso quando acontecer.

Um estudo chamou os participantes a estimar quanto de comida eles comeriam na semana seguinte. As pessoas que tinham acabado de comer subestimaram a quantidade, enquanto aqueles que estavam com fome superestimaram-na. Em outro estudo, perguntaram do que as pessoas sentiriam falta primeiro se fossem parar numa ilha deserta. Pessoas com fome disseram que primeiro sentiriam falta de comida. Aqueles que estavam com sede quando responderam à pergunta tinham certeza que sentiriam falta de água. Portanto, a **maneira como nos sentimos** no momento em que nos pedem para projetar nossas reações futuras supera qualquer consideração lógica. (Logicamente, o corpo está em maior perigo de desidratação que de passar fome). Mesmo a capacidade de imaginar o futuro pode ser ultrapassada pelo poder do agora.

Usando o poder – Obviamente, seu estado emocional atual pode causar um rebuliço na sua capacidade de julgar de maneira precisa e realista se você perdeu ou ganhou peso, se comeu demais ou se exercitou de menos. Nesses casos, você quer minimizar o poder do agora, primariamente estando consciente dele.

Mas você pode usar o poder num sentido pró-ativo também, particularmente quando começa um plano de perda de peso ou se depara com contratempos que quer contornar. Você desejará iniciar seu plano em um dia em que seus sentidos e estado corporal estejam confortáveis, quando tiver tido uma noite de sono reparador, sentir-se bem consigo mesmo, tiver comido de forma saudável, e estiver se sentindo satisfeito e não privado de comida. Você também não quer estar enfrentando preocupações físicas ou emocionais agudas. Quando sua realidade atual for otimista em geral, você também será otimista em relação a sua capacidade de gerenciar a alimentação.

O mesmo ocorre se você está reiniciando seu plano para perder peso. Escolha um dia em que se sinta confortável consigo mesmo e possa se ver confortável no futuro. Em um dia assim, o poder do **agora** deve ser suficiente para manter seu cérebro reflexivo, pensando numa maneira de cima para baixo, capaz de ver que "isso também vai passar" e que o futuro pode ser melhor que o presente.

Dia 2
Fique na zona verde e evite a zona cinza
Ajuda a fortalecer o freio cerebral e espalha arranques do cérebro emocional

Eu chamo isso de "zona verde". É a hora depois de uma refeição em que você está completamente satisfeito e sem vontade de comer; você não está cheio, mas certamente não mais com fome, e a comida não aparece por toda a parte na tela do seu radar. A zona verde é um lugar libertador de se estar, mas é difícil ficar ali.

A zona cinza é totalmente diferente. É o espaço mental e físico no qual você está biologicamente indiferente à comida. Você não está nem com fome nem satisfeito. Você poderia comer se visse alguma coisa de que gosta, se o amigo que está com você estivesse comendo ou se seu filho quisesse alguma coisa. Caso contrário, poderia dispensar.

Existem provas científicas claras de que comer na zona cinza é a causa da epidemia de obesidade atual. Se você fosse atribuir números para a vontade de comer, onde **um** representaria sentir-se agradavelmente satisfeito sem vontade de comer e **cinco** representando sentir-se faminto, a zona cinza seria as pontuações de dois a quatro. Você pode se encontrar na zona cinza menos de uma hora após uma refeição, ainda que, psicologicamente, não haja probabilidade de que esteja com fome (ou que precise de comida) por pelo menos duas horas e meia depois de comer. A zona cinza, no entanto, é o limbo; você pode ir para qualquer dos dois lados.

A ciência – Os cientistas chamam o fenômeno da zona cinza de "indiferença metabólica". Indicadores físicos de fome (glicose, insulina, receptores de estresse do estômago) não estão sinalizando a fome, mas o interruptor de saciedade do seu estômago alimentar ainda não está acionado. Então você não está com fome, mas também não está satisfeito.

Por acaso, esse estado de indiferença metabólico está onde a maioria de nós, no mundo ocidental, nos encontramos, e esse é, precisamente, o estado em que acontece a maior parte de nosso impulso de beliscar, atacar alguma coisa que esteja fácil de alcançar. Evidentemente, se o cérebro estiver nesse estado e a comida estiver ao alcance, o processo de espelho o forçará a ultrapassar o limite, e você comerá aquela comida.

Alimentação verde – Esta ferramenta ensina você a vencer o limbo, a ficar na zona verde por tanto tempo quanto conseguir e, sobretudo, evitar a zona cinza. Comece estabelecendo uma agenda de alimentação, como faria para uma criança pequena. Mas, nesse caso, o objetivo principal é declarar um tempo específico sem comida entre as refeições e lanches. Tudo bem, e se acontecer de você ter dificuldade de esperar pelo menos duas horas e meia entre as refeições? O que você faz? Primeiro, vá se dirigindo até o objetivo de duas horas e meia aos poucos. Comece com um tempo de vinte e cinco minutos, depois quarenta e cinco minutos, uma hora, e aumente, gradualmente, a espera para duas horas e meia. Quando tiver conseguido chegar lá, espere três horas ou mesmo quatro. Se seu cérebro alimentar sinalizar por comida durante uma dessas horas de espera, recorde a si mesmo que você não precisa disso. Diga a você mesmo: "Estou na zona verde, livre de comida pelas próximas [o número que for] horas".

Quando você se pegar pensando em comida, classifique sua fome numa escala de um a cinco e tente distinguir entre um desejo ou vontade e a fome real. Tente descobrir de que você realmente tem fome. Afinal, se você comeu apenas uma hora atrás, não precisa de comida. Diga a você mesmo que não está, realmente, com fome, e que a comida não é o que você quer. Pergunte a si mesmo **o que** você quer. Pense em como permanecer na zona verde liberta você de todas as restrições da cena alimentar, oferecendo um tempo livre para pensar na comida, preparar a comida, digerir e fazer a limpeza.

Às vezes a vontade de comer pode ser grande demais. Tente satisfazê-la com uma balinha ou chiclete sem açúcar. Se você absolutamente não pode esperar, escolha um lanche rico em fibras; ele manterá você ocupando preparando e mastigando, e as fibras ajudarão você a se sentir saciado. Tente um punhado de pistache ou amêndoas, ou uma laranja.

Existem ainda alguns truques que você pode fazer no seu cérebro alimentar. Esprema ou junte os lábios levemente para sinalizar ao seu cérebro alimentar de que esta porta está fechada. Em seguida, pressiona a barriga com a palma da mão para reforçar a conexão entre seu desejo de comer e o fato de que seu corpo já está satisfeito. A pressão da palma da mão aberta sobre o estômago pode ser o consolo que você está buscando.

Se você não consegue parar de pensar em comida, a melhor solução é se distrair ou fugir. Manter-se afastado da comida acessível pode não ser fácil, mas pode ser a única forma de prevenir a alimentação indesejada.

Sobretudo, tenha em mente que você está no limbo da zona cinza. Quanto mais você reconhecer isso pelo que é, mais fácil se torna manter-se na verde.

Dia 3
Engane seu cérebro

Trapaceia o cérebro emocional para você comer menos

Ponha a "distorção da porção" para trabalhar para você. Como o cérebro não tem uma forma objetiva de saber exatamente quanto você está comendo, ele conta com as pistas leves. Segue uma regra simples e diz a você que coma praticamente toda a quantidade que está à sua frente. Então limite a quantidade de comida à sua frente; se você tem oito asinhas de frango ao seu dispor, escolha seis ou quatro ou duas para pôr no prato.

O cérebro julga a quantidade fazendo uma varredura no topo ou nas bordas de um prato sendo servido. Se existe muito espaço vazio, ele se sente enganado no troco, então se sentirá justificado enviando você de volta para o segundo prato ou à procura de mais alguma coisa para comer. É isso que acontece se você põe 250 gramas de sorvete numa tigela onde cabe meio quilo. Você come os 250 gramas e acha que ainda quer mais. Se, por outro lado, o sorvete está transbordando sobre borda do prato, seu cérebro fica satisfeito de estar levando algo justo.

A ciência – Ao longo das últimas duas décadas, o tamanho típico de porção de muitas comidas e bebidas que consumimos nos EUA aumentou em 20% para mais de 100% como no caso do suco de laranja. Isso soma para ganhar mais dois quilos e meio de comida por ano somente de beber a porção típica de tamanho avantajado de suco de laranja. Quando você soma o aumento de 135% de calorias nos refrigerantes, megaporções de massas e refeições *fast-food*, pode ver a facilidade com que o excedente de energia se soma.

Comemos mais quando nos dão mais, somos influenciados a comer mais pelo tamanho da porção do pacote, e tendemos a não compensar por comer tanto em uma refeição comendo menos na próxima. Um estudo famoso de 2002 deu a 51 pessoas quatro tamanhos diferentes de porção de macarrão com queijo em dias diferentes. Quanto maior o tamanho da porção, mais as pessoas comiam: 30% mais calorias na porção maior, comparada com a menor. Os investigadores também pediam aos participantes para classificar seus sentimentos de fome e saciedade após as refeições. Não importa qual tamanho de porções os participantes comeram, suas classificações eram semelhantes, sugerindo que os adultos ajustam ou mascaram seu sentimento natural de saciedade para acomodar maior disponibilidade de comida.

Outro estudo, este publicado em maio de 2006, concentrava-se em reações a se uma porção de comida estava preenchida demais ou de menos. O superpreenchimento evocava sentimentos positivos, enquanto o subpreenchimento evocava sentimentos negativos, e esses sentimentos ditavam as avaliações das pessoas.

Sirva-se de maneira inteligente – Deixe seu cálice transbordar. Use recipientes pequenos para servir suas comidas e bebidas, e vá até o topo. Em outras palavras, ponha seus 250g de sorvete em uma tigela que só comporta 200g.

A realidade é que você ficará exatamente tão satisfeito com 250g de sorvete como ficaria com meio quilo. É verdade. Maior só significa que comemos mais, não que estamos mais satisfeitos. Uma vez que uma porção de meio quilo esteja à sua frente, você não recusará. O que um cérebro deve fazer? Use seu pensamento de cima para baixo para sobrepesar seus desejos de baixo para cima, espremendo 250g em um prato de 200g, de forma que pareça uma porção gigantesca.

O mesmo raciocínio se aplica a porque é melhor comprar itens em embalagens pequenas, evitando o "tamanho família" de qualquer coisa. Tenha consciência de que lanches embalados individualmente não são necessariamente porções individuais. Um único *muffin* pode ser equivalente a quatro porções de 180 calorias cada. No entanto, como é embalado individualmente, você pode não se sentir cheio até que tenha comido tudo. Se o fizer, faça uma nota consciente de que está "em débito" e tem que pagar de volta comendo menos da próxima vez.

E tenha em mente que os fabricantes de alimentos lucram com sua falsa crença de que maior é melhor, oferecendo megaporções por uma pequena taxa adicional. Acrescentar alguns gramas a mais de comida é a forma mais barata para o distribuidor de alimentos dar uma sobrecarga no seu pensamento de baixo para cima, mais é melhor. O pensamento de cima para baixo é seu amigo. Ele diz: "Mais pode matar você" e está certo.

Some à tomada de decisões de cima para baixo deixando a "prova" de seu ato de comer se empilhar: uma olhada na cesta de lixo, balcão de cozinha ou na pia da cozinha pode ser um poderoso lembrete de que você comeu anteriormente. Seu cérebro recebe mais uma oportunidade de lembrar ao seu estômago de que comeu o suficiente.

Dia 4
Evite os aperitivos

Inibe a influência de baixo para cima do sistema límbico

Existe um motivo para os aperitivos virem em pratos combinados. Pense numa maravilhosa bandeja de antepastos italianos. Cada comida hipnotiza e estimula um paladar particular: picante, gorduroso, crocante, salgado. No momento que termina o prato de antepastos, suas papilas gustativas estão dançando. E seu apetite paira nos ares! Essa é a questão: aperitivos servem para promover o ato de comer.

A ciência – Provar uma grande variedade de sabores e texturas estimula o apetite. É mais fácil dispensar toda a comida do que "comer um só". Não importa o quão sincera é sua intenção de provar um pouquinho, o menor pedaço pode fazer seu cérebro ansiar por mais, e você agora já sabe que o cérebro vence.

Os cientistas dizem que existem duas formas de nos sentirmos satisfeitos pela alimentação: pela quantidade que comemos e pelo sabor. Eles chamam o segundo de "saciedade do paladar", que se refere ao fato de que você pode estar completamente satisfeito após uma refeição de frango com vagem, mas seu paladar por um hambúrguer continuar ali. Você está cheio, é verdade, mas não cheio demais para aquele hambúrguer.

Também é verdade que, quanto mais sabores você tem à disposição, mais você tende a comer. Os animais comem basicamente as mesmas comidas todos os dias, e são surpreendentemente saudáveis. O impulso de comer é estimulado pela expectativa de comida porque a primeira mordida (ou mesmo a possibilidade de comer) aciona a liberação de substâncias químicas de estímulo do apetite conhecidas como peptídeos orexigênicos. Comece a comer e você aciona os circuitos da fome, um fenômeno que o pesquisador Gareth Long chama de "**o efeito apetitoso do próprio alimento**".

Torne-se antiaperitivos. A solução é simplesmente evitar a variedade. Evite provinhas. Em vez disso, escolha um representante saudável de cada grupo alimentar. Por exemplo, coma um frango grelhado ou hambúrguer de peru como opção de proteína. Quando escolher um carboidrato, escolha um (como pão integral, um pãozinho, ou uma fatia de pão italiano) mas não uma prova de cada. Limite a **variedade** do que está provando. Isso não deve se confundir com contradizer o mantra dos nutricionistas de comer de todos os grupos alimentares. Certamente, você quer comer uma proteína, um carboidrato complexo e um legume ou verdura em praticamente toda refeição.

Em vez disso, a variedade que estou pedindo para você evitar é provar um pouquinho (e geralmente muito) de tudo que vê à frente: bife, frango, cachorro-quente, batatas assadas, salada de batata, massa, arroz, *cheesecake,* "bombas" e bolo. Você pode imaginar.

Dia 5
Pense por você mesmo
Fortalece a área frontal inquisitiva, "apenas os fatos" e estimula a influência de cima para baixo do cérebro reflexivo

O cérebro quer acreditar no que lê e ouve. Se o menu do restaurante de *fast-food* diz que a refeição de frango frito é "parte de um estilo de vida saudável", o cérebro aceita isso. Por um lado, se não fosse verdade, não estaria logo ali no menu para todo mundo ver, correto? E por outro, nós realmente gostaríamos de acreditar que o frango frito é saudável. Não é surpresa que a palavra **saudável** pode atirar pela janela nosso pensamento de cima para baixo. E um jantar com frango frito será!

A ciência – O desenho do cérebro leva a erros computacionais conhecidos. Alguns desses erros são resultado direto da diferença entre o mundo no qual o cérebro humano evoluiu e o mundo em que vivemos hoje. Por exemplo, a tendência do cérebro de aceitar "fatos" apresentados por outras pessoas foi uma ferramenta útil em tempos pré-históricos. Naquela época, se alguém no grupo gritasse "T-Rex! Corra", aqueles que corressem teriam uma chance melhor de sobreviver que aqueles que esperassem para descobrir por si mesmos se a frase estava correta. Somos todos descendentes desses sobreviventes, mas hoje, o que sobrou da tendência deles pode nos levar a aceitar afirmações que não são verdadeiras. É um tipo de "sovinice cognitiva"; simplesmente deixamos que outros pensem e nos poupem desse esforço.

Existem evidências de que pessoas com sobrepeso podem ser ainda mais suscetíveis a esse problema. Afinal, se você está acima do peso, seu corpo constantemente diz para você comer sem parar, e você sabe que isso não pode estar certo. A falta de conexão parece ser a prova de que seu corpo não pode ser confiado. Isso pode deixar você especialmente vulnerável a aproveitadores de perda de peso e podem ajudar a explicar a descoberta intrigante de que a indústria da perda de peso tem a taxa mais alta de devolução por clientes. Visto de outra maneira, essa indústria tem a menor taxa de sucesso em fornecer os resultados pelos quais os clientes pagaram.

Além da tendência de seguir o pensamento dos outros, o cérebro também pode ser presa fácil de uma dissonância cognitiva que nos alicia a aceitar fatos alimentares que são visivelmente errados. A ideia de dissonância cognitiva se baseia no fato de que estamos inerentemente projetados a buscar formas de reduzir o conflito interno e o turbilhão. Um jantar de frango frito é desejável, mas conflitos com o que nossos médicos e nosso próprio bom senso nos diz é saudável. Como reduzimos a tensão interna? Simples. Desenvolvemos os benefícios de comer o frango frito no jantar ou diminuímos os riscos. Ler a placa que afirma que o frango frito é saudável ajuda a diminuir o risco. Ouvir a vontade da nossa mente visceral pedindo o sabor do frango frito, sustentado por um milhão de pistas da cultura gastronômica, desenvolve os benefícios. Temporariamente, pelo menos, aliviamos nossa dissonância cognitiva comendo o frango frito. Somente mais tarde, quando nossa mente pensando de cima para baixo se manifesta novamente, e que se instala o arrependimento, trazendo sua própria forma de dissonância cognitiva.

Por que somos alvos tão fáceis? Afinal, a maioria de nós sabe o que é saudável e o que não é. Na minha opinião, somos crédulos porque é uma sensação muito boa acreditar na afirmação falsa: "Para mim, é bom comer chocolate porque tem substâncias químicas que trabalham como antidepressivos." Essas palavras nos ajudam a jogar fora o zelo, esquecer as calorias, e abrir os portões para a indulgência chocólatra. Se não fosse tão bom acreditar que o falso é verdadeiro, provavelmente julgaríamos que o chocolate está contra nosso melhor interesse.

A indústria alimentícia tem pesados investimentos para nos fazer consumir comida em excesso, especialmente as coisas hipercalóricas que são tão lucrativas. Eles forçaram a briga pelo seu dinheiro direto para dentro do seu cérebro, tentando explorar as vulnerabilidades dele, como a sovinice cognitiva e a dissonância cognitiva, para aumentar as vendas. Para evitar ser um dano colateral nessa batalha, use o cérebro no seu maior potencial para pensar por você mesmo como conseguir viver de forma saudável e perder peso.

Pense em si mesmo magro – Você sabe bem que para perder peso, realmente tem que agir no que você conhece. Você precisa usar a parte pensante do seu cérebro, a parte que absorveu conhecimento, questiona afirmações e examina argumentos opostos para chegar a um plano de ação sensato.

Por exemplo, você sabe que perder peso significa comer menos comida e queimar mais calorias. Anúncios que afirmam que você pode comer tudo que quiser de uma certa comida ou outra ou que você pode comer qualquer comida que escolher provavelmente não têm base científica ou está fundamentado em pesquisas furadas. De fato, se você se pegar mantendo o foco em comer mais de qualquer comida (mesmo fibras ou outras escolhas saudáveis) como uma forma de perder peso, é um sinal que denuncia que você ainda está lutando contra a ideia de comer menos. Volte para algumas das ferramentas de regulação como o efeito-espelho, PIHs, *reboot* e o freio do cérebro até que seu cérebro possa atingir uma mudança de paradigma. A perda permanente de peso significa estar confortável quando você come menos. Ponto!

A verdade é que existe uma gama de informações disponíveis nas quais você pode basear suas escolhas alimentares. De posse dessas informações, você pode evitar a cilada nutricional de igualar qualquer comida saudável com uma oportunidade de perder peso. Sim, amêndoas são ótimas para seu coração, mingau de aveia reduz o colesterol e suco de laranja é cheio de vitaminas e antioxidantes. Mas esses alimentos saudáveis são todos altamente calóricos. Então pese os fatos nutricionais contra os fatos de ganho de peso e julgue de acordo.

Os rótulos nutricionais das embalagens de comida são um baú escondido com informações dentro. Quando você se aproxima daquele *muffin* ou torta de frutas para seu lanche no meio da manhã, tome um tempo para ler o rótulo. Você pode ficar abismado de saber que cada item fornece volumosas 750 calorias, cerca de 350 delas gordura. Como você já tomou café da manhã, esse lanche não é essencial; é opcional. Você está preparado para gastar tantas calorias com um simples lanche? Se você está contando calorias (e perder peso é uma questão de calorias), isso significará comer muito, muito pouco pelo resto do dia. Você consegue isso? Se você decidir que pode "queimar isso", esteja ciente do que isso significa; no caso de 750 calorias, você teria que subir cerca de 275 degraus de uma escada, pular corda por uma hora ou caminhar rapidamente por pelo menos duas horas.

Usar o cérebro para perder peso também significa escolher um plano de perda de peso baseado em suas próprias ciladas particulares de excesso de comida. Só porque Mary Jane perdeu doze quilos comendo uma dúzia de pequenas refeições por dia não significa que você também perderá. Como percebemos anteriormente neste livro, existem vários planos de perda de peso sãos e sensatos por aí. A chave para fazer qualquer plano funcionar é encontrar seu nível de conforto. Se seu problema é limitar porções, parar de comer uma vez que começou, ou relutar fazer exercícios, não há dúvida de que um plano funcionará para você uma vez que seu cérebro possa se autorregular.

Dia 6
Estabeleça objetivos claros, meça e ajuste

Fortalece os lóbulos frontais e os córtexes pré-frontais, fortalece o freio cerebral e incentiva ações de cima para baixo

Quanto você quer pesar? Quantos quilos por semana você deve perder? Qual deve ser seu consumo calórico diário estimado para conquistar sua perda de peso desejada? Perder peso e gerenciar um peso saudável são uma questão de estabelecer objetivos claros e medir o progresso em direção a eles ou contra eles, depois ajustar sue comportamento para voltar à trilha.

Quanto mais em cima do muro você for em relação aos seus objetivos de alimentação e peso, mais provável será que você se resigne a blefes, reviravoltas, ganho de peso e má alimentação. Somente estabelecendo objetivos claros, monitorando seu progresso e dando passos para ajustar seu programa quando não estiver alcançando esses objetivos é que você consegue conquistar o que quer fazer.

A ciência – A expectativa e a curiosidade são os motivos pelos quais **medir** ajuda você a perder peso. Voluntários de estudos que foram convidados a escolher entre uma barra de doce e descobrir as respostas de um teste antes de fazer a prova escolheram a barra de doce, sem pestanejar. Quando lhes deram a mesma escolha **após fazer a prova**, no entanto, a escolha foi avassaladoramente a favor de saber os resultados do teste. A barra de doce perdeu para a curiosidade da segunda vez porque os voluntários tinham expectativa de ter informação de *feedback* naquele momento. Quando você tem curiosidade sobre sua próxima ida à balança e você tem expectativa de que aquele número vai lhe ser agradável, ele pode motivá-lo a largar o agrado que está sendo oferecido.

Existe uma ciência na expectativa. Em seu livro *Sweet Antecipation* (*Doce Expectativa*), David Huron escreve sobre os mecanismos cerebrais que preparam física e emocionalmente o corpo para tolerar cortes na alimentação. A expectativa de se pesar aciona o sistema de resposta defensiva do corpo, que o põe em alerta. Esse estado de alerta exige mais energia e, com isso, estimula o metabolismo, usando mais calorias. Também se traduz em aumento de respostas sensoriais, que nos tornam mais conscientes do sabor e da quantidade de comida que comemos. Ao mesmo tempo, o estado de incerteza sobre nosso peso causa uma certa tensão, mas, diferentemente da angústia, é o que Huron chama de *eustress*: temporário, leve, controlável e criado não pela adversidade, mas pela curiosidade e na expectativa de alguma coisa boa. Isso também significa um aumento de consciência e maior consumo de calorias. Então queimamos mais calorias e ficamos melhores em rastrear nossa alimentação e peso.

A expectativa de se pesar também ativa nosso sistema de expectativa cognitivo, que nos recompensa quando conseguimos prever nosso peso com precisão, oferecendo um incentivo adicional a perder mais. Além disso, a imaginação participa desse processo. Se podemos imaginar a felicidade da perda de peso, podemos combater a vontade de comer aquela segunda tigela de cereal ou a sobremesa açucarada; em outras palavras, a imaginação estimula a capacidade do freio cerebral de retardar a gratificação. Finalmente, a expectativa de se pesar energiza nosso mecanismo de elogio quando nos perguntamos como estamos no nosso programa de perda de peso. Esse é exatamente o tipo de pensamento de cima para baixo do cérebro reflexivo que é vital para a perda de peso.

A ciência do *biofeedback* tem um papel na definição de objetivos de perda de peso, porque nos ensina sobre ajustar nossas ações. Estudos mostram que pessoas de dieta que deram passos de *biofeedback* para corrigir os contratempos em seus programas de perda de peso foram mais bem-sucedidos do que os que simplesmente tinham consciência de que estavam recuperando peso, mas não tomaram uma ação corretiva. Dar passos rápidos para reverter os contratempos significava que as pessoas de dieta usando o *biofeedback* tinham 82% menos probabilidade de recuperar três quilos ou mais, como é o caso típico das pessoas que fazem dieta.

A ciência também mostra por que é importante não se arrepender. Fazer uma catástrofe a partir de mais um contratempo drena energia e leva ao caos e à desorganização. Uma resposta saudável a um contratempo é encontrar uma solução clara; dessa forma, você recupera o controle e a autorregulação. Com demasiada frequência, quando você sai da dieta, isso se torna uma desculpa para continuar falhando ("O dia já está perdido, então eu posso comer tudo que quiser"). A falta de arrependimento significa que você começa do zero em vez de ceder àquele pensamento negativo.

Definindo objetivos fantásticos – As ferramentas de medida são uma balança, a sensação de suas roupas, a maneira como você se sente sobre si mesmo, e os registros diários de sua alimentação e exercícios. Todos valem a pena. Os objetivos que você define, no entanto, vêm antes, porque é comparando com eles que você está se medindo.

Defina um objetivo para o peso e, se aplicável, o nível de forma física que você quer atingir. Em seguida, estabeleça objetivos intermediários que definam seu plano de atingir seu objetivo de peso e forma física: ou seja, o número de quilos que você deve perder com segurança a cada semana, o número de calorias que você poderá comer por dia, etc. Decida também o que você está disposto a aceitar como um dia de alimentação saudável.

Em seguida, pese-se diariamente ou em outro intervalo regular. Observe se suas roupas estão mais apertadas ou mais soltas. Examine seus relatórios de alimentação e exercícios todos os dias. Ajuste conforme necessário. Se você está comendo em excesso, ganhando peso, ou deixando de perder peso, mude seu programa. Você pode reduzir calorias a um terço, dobrar sua atividade física ou ambos até que seu peso esteja onde você quer. Detecte os motivos para seu ganho de peso ou falta de progresso. É uma questão do tamanho da porção? Frequência de alimentação? Escolhas de alimentos? Descubra a causa e tome ações para mudar os resultados.

Acima de tudo, não se arrependa. Evite se emocionar por causa de uma falta de progresso ou de contratempos. Em vez disso, volte sua energia para o futuro imediato e decida o que pode fazer neste momento, pelo resto do dia, ou pelo resto da semana para compensar. Olhe para suas ferramentas de regulação para reverter a situação.

Dia 7
Dê a você mesmo um barato de açúcar
Compensa a resposta ao estresse do corpo e protege contra a hiperatividade do sistema límbico

O açúcar pode diminuir os efeitos tóxicos do estresse no corpo. Estou falando sobre açúcar **de verdade**.

Estou sugerindo, honestamente, que você coma um biscoito, um pedaço de bolo ou uma barra de chocolate como parte da reeducação do cérebro para perder peso? Sim! Doces feitos de açúcar de verdade, e somente os feitos com açúcar de verdade, são eficientes para combater os efeitos adversos do estresse, e o estresse, como você sabe, aciona numerosas mudanças neuroquímicas e hormonais que prejudicam sua saúde física e psicológica e levam ao ganho de peso.

A ciência – Pense nisso em termos de custo *versus* benefício. Sim, o açúcar pode fazer uma bagunça com seu nível de glicose no sangue, é rico em calorias não nutritivas e destrói seus dentes. Mas existe também um custo causado pelo estresse que pode cobrar um preço terrível para o corpo. Então, em tempos de estresse – se você está passando por uma fase difícil em casa, está trabalhando até altas horas, sofreu um evento traumático, não está dormindo bem, está no meio de uma crise no relacionamento, ou simplesmente sente que sua mente e corpo estão derrotando você – **comer doces pode trazer benefícios!**

Especificamente, o açúcar age contra os hormônios e substâncias químicas que têm um efeito negativo sobre seu corpo e peso: os glucocorticoides, a epinefrina e a norepinefrina liberada pelos ativadores de estresse. O cortisol, por exemplo, é um glucocorticoide ao qual seu corpo reage com formação e deposição de gordura, especialmente em volta da cintura.

O estresse também é um fator importante em mudanças comportamentais que afetam adversamente seu peso. Você chega ao ponto em que simplesmente não liga o suficiente para o bem-estar para ter uma alimentação saudável. É um ciclo vicioso: o estresse faz com que você negligencie o cuidado consigo mesmo, que cria mais estresse e por aí vai.

Acrescente doçura em sua vida. Qual é a melhor forma de dar seu "trago" de doçura? Um método é optar por açúcar sem a gordura: jujuba, balas coloridas ou *drops*. Outra, é obter a doçura da forma natural com frutas frescas como tâmaras ou passas, ou frutas frescas com canela, xarope de glicose ou mel.

Pese os custos do estresse contra o custo das calorias de um doce feito de açúcar, e pese o benefício a ser percebido com esses produtos de açúcar com neuroquímicos de bem estar no seu cérebro. Se o cálculo é bom para a perda de peso global, sem dúvida, opte pelo agrado açucarado.

Dia 8
Recompense a si mesmo de maneira sábia

Ajuda a desenvolver lembranças de alimentação e promove neuroquímicos que estimulam escolhas saudáveis

Nós quase não conseguimos evitar usar a comida como recompensa ou compensação quando estamos para baixo. O truque é usar isso na direção da perda de peso.

Primeiro, use a comida de conforto como um tapinha nas costas, não como um colete salva-vidas. Recompense a si mesmo com comida pelos seus sucessos, e não usando isso para sobreviver. Coma seu doce ou comida gordurosa prediletos em um bom dia!

Segundo, redefina comida de conforto como alimentos saudáveis, não os "agrados" hipercalóricos nos quais geralmente pensa quando usa o termo.

Quando sua autoestima está lá embaixo, não se recompense com comida de conforto, eleve-a com legumes e frutas leves, lindamente apresentadas num jogo de jantar especial. Acenda algumas velas. Coma ouvindo sua música favorita. Você se sentirá melhor enquanto estiver comendo, e terá um consolo especial ao saber que não se desviou de seu plano de perda de peso saudável.

A ciência – Estudos mostram que homens se recompensam por suas conquistas com comida saudável, enquanto as mulheres se consolam com doces gordurosos quando deparam com o fracasso. As leis de condicionamento são claras, no entanto, se você recompensa o fracasso com um agrado rico, você continuará fracassando só para poder ganhar o prêmio. Além disso, com demasiada frequência, a comida é usada como um consolo por ter falhado na perda de peso.

Sentimentos positivos acionam uma alimentação mais saudável do que as emoções negativas. Quando você se sente no topo do seu jogo, provavelmente você seleciona refeições ricas em carboidratos e proteínas. De forma inversa, os baques emocionais acionam a vontade de comer alimentos hipercalóricos que reconectam seu cérebro alimentar: quanto mais deles você come, mais você quer comer. Esses alimentos, é claro, também somam mais calorias a cada grama do que proteínas.

Além do mais, quando come para sufocar a infelicidade, você se torna comportamentalmente condicionado a usar a comida como consolo ao ponto de que o menor sinal de contrariedade emocional provoca o ato de comer.

Redefinindo conforto – Condicione-se da outra maneira. Seu cérebro pode estabelecer um padrão de recompensar seu bem-estar com alimentos saudáveis em vez de seus fracassos com doces gordurosos. Ensine a si mesmo a tirar conforto no sucesso escolhendo uma alimentação saudável como recompensa por se sentir bem consigo mesmo.

Dia 9
Ligue o aquecedor

Facilita um sentimento de satisfação e saciedade desligando o interruptor de alimentação no hipotálamo mais cedo, de forma que você coma menos

Quando se trata de satisfação alimentar, uma caloria quente tem mais valor que uma fria.

A ciência – O motivo por que a comida quente satisfaz mais que a fria é que o maquinário dentro do hipotálamo que regula o interruptor de ligar e desligar está bem ao lado dos controles de regulação de temperatura. Os cientistas acreditam que, sob algumas circunstâncias, locais vizinhos podem excitar um ao outro cruzando sinais entre fronteiras compartilhadas.

Realmente, a fome e o frio estão intimamente relacionados no cerne de nossa herança genética. O efeito de se espalhar não é uma grande coisa; nós ainda sabemos quando estamos somente com fome ou somente com frio. Mas, como você pode ter experimentado na própria pele, estar com fome geralmente significa estar mais sensível ao frio. Existe um motivo evolucionário lúcido para isso: quando a temperatura ambiente cai consistentemente, ela aciona o corpo para se preparar para o longo e duro inverno que vem à frente. Isso significa que o corpo vai para o modo de conservar energia, comendo alimentos de muita energia e depositando uma proporção maior de calorias como gordura. Na verdade, é por isso que ganhar peso no inverno é tão comum; é o efeito de se espalhar no terreno do cérebro cruzando fronteiras anatômicas compartilhadas.

Coma quente – Sempre que possível, prefira alimentos quentes aos frios: o frango grelhado quente em vez da salada de frango, o mingau de aveia quente em vez dos farelos de aveia frios, macarrão quente em vez de salada de macarrão. A única exceção a isso é a salada verde; ela satisfaz não somente pelo paladar, mas porque exige mais mastigação e consome mais espaço no estômago. Mas, de outra forma, quando sua comida esfriar, reaqueça-a ou deixe-a em favor de outro prato quente que fará com que se sinta confortável e satisfeito.

Dia 10
Mastigue suas calorias

Leva a sinais mais fortes do trato gastrintestinal para o hipotálamo, e avisa ao hipotálamo quando você foi suficientemente nutrido

Mastigue mais para ingerir menos calorias. De frutas e legumes a peixe e carne a balas e doces, quando estiver procurando algo para comer, pense no **fator mastigação**: quanto mais tempo você mastiga a comida, mais longa a satisfação alimentar e mais cheio você se sentirá.

A ciência – Nós, seres humanos, nem sempre cozinhávamos a comida que comíamos, mas passar para comidas cozidas nos permitiu comer cerca de 2.000 calorias por hora comparadas às 400 calorias que nossos ancestrais obtinham de mastigar e engolir a presa sem cozinhar. A diminuição da necessidade de mastigar com alimentos cozidos realmente mudou a forma do crânio humano, tornando-o cerca de 12% menor que na era paleolítica cerca de dois milhões de anos atrás. Mas, engula essa: em alguns meses de vigorosa mastigação que fortalece aqueles músculos em volta da boca, você consegue realmente aumentar a dimensão da parte inferior da face, ajudando-o a ter aquele queixo mais forte e firme que sempre quis. O contrário também é verdade, pelo menos para os porcos: em questão de meses, porcos alimentados com uma dieta de alimentos amolecidos desenvolveram focinhos mais curtos e estreitos que aqueles que receberam uma dieta com alimentos duros.

Você supõe que uma caloria é uma caloria, vindo ela de proteína, carboidrato ou gordura, e que não faz diferença se você a bebe, lambe ou mastiga? Acontece que consome menos energia converter calorias de gordura em gordura do que em calorias de proteína, então, quanto mais gordura tiver a comida, maior o depósito de gordura.

Quanto a beber suas calorias, tenha em consideração que somente um refrigerante adoçado com açúcar por dia multiplica o risco de obesidade em 1,6 vez. Além disso, calorias líquidas desviam seu olhar observador, deixando para trás seus sinais de saciedade, de forma que eles não registrem de fato, exceto ao aumentar em alguns centímetros sua cintura. Essas bebidas deslizam através do trato intestinal sem acionar o sistema de rastreamento de calorias do cérebro. Como seu cérebro não sabe que você acabou de consumir 400 calorias, ele não lhe diz quando você já tomou o suficiente.

Simplesmente mastigue – Pense na comida como um veículo para fornecer energia na forma de calorias e nutrientes. Alimentos rapidamente ingeridos entregam os bens de forma rápida e barata, enquanto alimentos que você mastiga por muito tempo e ingere lentamente entregam satisfação substancial.

Portanto, escolha alimentos que consegue mastigar em vez de alimentos moles, palatáveis como purê de batata e molho de carne, pão branco e manteiga de amendoim e carnes gordurosas processadas. Em vez disso, escolha opções mais duras e mais satisfatórias como legumes crus, nozes, frutas, verduras, grãos integrais e carnes magras e não processadas. Comidas cruas, como legumes ralados, dão uma satisfação de mastigar e têm também outras vantagens. Elas contêm mais fibras, levam mais tempo para ser transformadas em energia utilizável, são mais preenchedoras e levam mais tempo para ser processadas pelo trato intestinal, fazendo com que você se sinta saciado por muito tempo.

Últimos pensamentos e dicas úteis

Muito bem! Você está entre os primeiros a tornar mais fáceis as mudanças na alimentação reeducando o cérebro e otimizando seu desempenho. Como você já descobriu, o conceito de reeducar seu cérebro conta principalmente com seu cérebro para fazer o trabalho necessário para gerenciar o peso. Você não vai mais ficar lutando contra si mesmo para fazer a coisa certa. Seu cérebro permite que você siga uma dieta saudável. Quando comportamentos autodestrutivos como comer demais passam para o seu controle (a estratégia "simplesmente pare"), os resultados, em geral, são ínfimos. Isso porque o "você" no controle dessa estratégia é composto por áreas diferentes do seu cérebro que estão puxando em direções diferentes.

A questão é que, quanto menos você contar com o autocontrole para gerenciar seu peso, maior sua chance de sucesso. O programa TDO evita o passo da força de vontade, não forçando você contra sua natureza, mas antes usando sua natureza (seu cérebro) para trabalhar para você. Sua cooperação é mais importante na primeira parte do programa: simplesmente experimente as ações e experiências no programa como descrito.

Uma vez que você exponha o cérebro a essas experiências, ele assumirá parte do processo. Ele se reorganizará para que não tenha que invocar a você tantas vezes ou tão alto para fornecer as delícias: comidas que acionam as substâncias químicas de bem-estar que ele pensa que são tão boas para você. Em outras palavras, seu desejo por comida diminuirá, tornando mais fácil para você comer da forma que escolher (de cima para baixo, cérebro reflexivo, alimentação equilibrada).

O primeiro passo, **implementação** – realmente fincar o pé e seguir as ferramentas – é o elo mais forte e ao mesmo tempo mais fraco de todo esse processo. Forte porque seu poderoso cérebro está do seu lado e fraco porque (adivinhou) seu poderoso cérebro está do seu lado.

Sua força como ser humano está parcialmente no fato de que você pode tomar uma decisão neste momento ou a qualquer momento para mudar alguma coisa, qualquer coisa sobre seu comportamento e passar a fazê-lo. Ironicamente, esse "dom" também é uma derrocada: você pode escolher esquecer tudo e voltar para suas velhas formas de comer e viver.

Mas alguma coisa me diz que agora que você aprendeu sobre os mecanismos que verdadeiramente controlam sua alimentação, suas visões sobre como gerenciar seu peso serão mudadas irreversivelmente. Agora que você sabe que a alimentação não saudável é um método para fornecer neuroquímicos ou equilíbrio para aliviar seu cérebro poderoso e cheio de vontade, suas abordagens sobre alimentação e perda de peso estão prestes a ser afetadas. Não importa o que aconteça a seguir, mesmo se você não implementar, conscientemente, uma única ferramenta, uma vez que suas percepções sobre ganho de peso e perda de peso mudarem, seu comportamento alimentar mudará automaticamente. Se os dados e explicações para o ganho de peso lhe fazem sentido agora, é quase impossível para você voltar para trás; uma vez que você experimentou a eletricidade, voltar para a luz de velas e fingir que a eletricidade não existe é impossível.

> Quanto menos você contar com o autocontrole para gerenciar seu peso, maior sua chance de sucesso

Uma vez que você reestruture sua alimentação não saudável, veja por esse novo ângulo, e repita as ações do TDO, você começa a viajar pelo caminho do processo autoconduzido. Seu cérebro assume o controle, e, quanto mais saudável e mais robusto ele se torna, não mais precisa corrigir aquele fornecimento não saudável de alimentos. Não se engane. Você come esses alimentos porque sente vontade deles, ou porque é viciado neles, mas você tem um segundo vício escondido dentro do seu cérebro no qual você provavelmente não pensou: um vício em dopamina, serotonina e endorfina.

Depois de implementar as ferramentas TDO, você deve fazer delas parte de sua vida. Esse é um passo que seu cérebro vai dar por você. Somente usando as ferramentas conforme recomendado, seu cérebro irá reagir a seus efeitos, mesmo que você não perceba. Como as ferramentas são úteis para o seu cérebro, ajudando-o a se regular melhor, ele optará por mais. Isso significa que você achará cada vez mais fácil usar as ações do TDO. Como as repetições desenvolvem estradas neurais, quando você perceber, esses comportamentos e hábitos serão secundários para você. Eles se movem para o modo "automático" no seu cérebro; não há necessidade de planejar usá-los conscientemente.

"Mostre ao cérebro uma forma melhor de fazer as coisas e ele entende rapidamente" foi como meu colega Dan McDonnell explicou o aprimoramento autoconduzido da função cerebral após ser "tratado" com o procedimento do *neurofeedback*. *Neurofeedback* é um método para equilibrar o cérebro. Usa um eletroencefalógrafo para estimular a boa forma do cérebro mudando os padrões de atividade das ondas cerebrais. Um estudo que seguiu pessoas três anos após a reeducação com o *neurofeedback* mostrou que o cérebro não somente mantinha os padrões aprimorados, mas continuava a melhorar por si mesmo. O programa TDO visa fazer a mesma coisa sem o uso de instrumentos.

Curas para deslizes

A melhor forma de manter o que você aprendeu com o programa é usar as ferramentas por tempo suficiente para seu cérebro assumir o controle. As contrariedades acontecem mesmo com o mais sarado entre nós. "Você deveria nos dizer o que fazemos quando cometemos um deslize. Esse é o problema mais importante para muitos de nós", uma jovem moça lamentava mesmo antes de começar o programa. Percebi que muitos **comedores em excesso** tendem a ficar particularmente perturbados e abatidos por um dia de alimentação não saudável. É compreensível que eles temam regredir – voltar para seus hábitos antigos – a ponto de entrar em pânico.

Como você pode esperar, o pânico exagera a razão inicial pela qual você comeu em excesso para início de conversa, e sem que você se dê conta, o gerenciamento de peso foi pela janela. Um deslize não é o fim do mundo: simplesmente mantenha o foco em como você vai compensar da próxima vez!

Se você cometer um deslize, dê um *reboot* no seu sistema, mudando para automanutenção com ferramentas de regulação como o prazer corporal, alimentar sua mente, e o estado de consciência. O problema em comer é sua bandeira de alerta para cuidar de si mesmo; significa que você ignorou os sinais de alerta que vieram alguns dias antes. Com o tempo, você poderá ver um deslize se aproximando, porque ele será antecedido de uma noite ruim de sono, um mau humor e conforto geral. Esse é o momento ideal para intervenção pró-ativa: acalme a si mesmo alimentando seus sentidos e estando consciente quando vir o perigo no horizonte.

Use cada ferramenta conforme descrito e volte para a(s) ferramenta(s) que você sente que lhe darão o que você quer para mitigar um desconforto particular. Via de regra, o prazer corporal, o estado de consciência e a alimentação da mente são boas ferramentas para ajudá-lo a recuperar o interesse e a motivação de viver de maneira mais saudável. Quanto mais prazer você der a você mesmo, mais você se aceitará, maior será a probabilidade de achar que vale a pena se esforçar para conseguir um peso saudável.

Reconecte seu cérebro com comida

Finalmente, um passo essencial para reeducar seu cérebro para perder peso é a **dieta**. Muitas pessoas que entraram no programa TDO usaram dietas que limitam calorias, mas negligenciam a saúde do cérebro. A dieta BrainMed descrita no capítulo 7 foi desenvolvida para lidar com a lacuna entre uma dieta saudável e uma dieta saudável e estimuladora do cérebro. O programa BrainMed reflete minhas raízes misturadas. Como grega, incluí comidas mediterrâneas reconhecidas por seus efeitos positivos na saúde e longevidade. Como americana, busquei simplicidade e facilidade de preparação. O resultado é uma mistura de comidas de estilo mediterrâneo saudáveis ao cérebro que sejam simples e fáceis de preparar. Indo um passo adiante, as comidas BrainMed foram selecionadas para reconectar seu DNA numa direção positiva. No capítulo 2, discutimos o campo da nutrigenômica, especificamente o processo pelo qual alimentos não saudáveis reconectam genes para se comportar de maneira diferente, mais frequentemente levando a distúrbios metabólicos e condições médicas crônicas.

Os alimentos, o estilo e os métodos de preparação BrainMed são também projetados para provocar mudanças na sua maquiagem genética, mas de uma maneira positiva, ligando e desligando genes e alterando os níveis de hormônios para aproximar seu corpo e mente da saúde ideal.

7

A Dieta BrainMed

Comendo à moda mediterrânea

Pegar qualquer refeição e acrescentar alguns cubos de queijo feta e azeitonas, infelizmente, passou a se traduzir como "culinária mediterrânea". No entanto, cozinhar à moda mediterrânea é muito mais complexo e, geralmente, os alimentos são cozidos lentamente. As comidas no estilo mediterrâneo incluídas na dieta BrainMed foram selecionadas pelo sabor, benefício ao cérebro e simplicidade de preparação.

Embora este não seja um livro de dieta, o plano de dieta BrainMed é uma ilustração do tipo de alimentação que estamos almejando. Antes que você procure o previsível **botão de pânico** ("O que sobrou para comer?", lembre-se da regra universal: eventos e mudanças profundos parecem profundos porque você os vê como produtos acabados. O cérebro humano, por exemplo, levou milhões de anos de pequenos ajustes constantes para evoluir ao nível presente de complexidade. Leve embora o elemento de mudança gradual em resposta às exigências ambientais e olhe somente para o produto acabado, e o cérebro pode não parecer nada mais que um milagre. O processo de alimentação saudável também exige mudanças graduais, consistentes, todas direcionadas para um único objetivo: gerenciamento de peso. A alimentação saudável, como qualquer evolução e progresso, é uma questão de mudanças lentas ao longo do tempo. A chave é uma mudança na direção desejada.

A dieta BrainMed alimenta tanto o cérebro quanto o corpo. Use-a como um guia para ajudar você a determinar o que realmente é a alimentação saudável e medir nosso próprio progresso numa base horária e diárias.

Por que mediterrânea?

Os benefícios da culinária mediterrânea são conhecidos há 50; no entanto, os cientistas continuam tentando descobrir as razões exatas para esses benefícios. O que tem de benéfico nessas comidas e nos métodos associados de comer e cozinhar?

Primeiro, a culinária mediterrânea põe mais ênfase em frutas, legumes, peixe e azeite de oliva e menos ênfase em carnes e comidas de conveniência refinadas. As comidas incluem cítricos (como laranjas e tangerinas), bem como maçãs, pêssegos, damascos, uvas, melões e peras. Os legumes são o ingrediente básico e o carro-chefe de toda refeição. Em geral, legumes frescos são usados como lanches, bem parecido com a forma que usamos frutas nos EUA. Tomates, vagens, pimentões e pepinos geralmente são comidos ao natural: crus e sem tempero. Como as carnes não são necessariamente comidas todos os dias, a fonte de quase toda gordura é derivada da fonte mais saudável: o **azeite de oliva**.

Servir porções de carnes, frutas e legumes pode ser dramaticamente diferente do que você está acostumado a fazer. Por exemplo, os legumes têm um tamanho maior, enquanto as carnes são servidas em quantidades pequenas, modestas. Visitando a ágora local, ou o mercado público de frutas e legumes, na minha cidade natal de Nafplion, fico chocada com as quantidades que os nativos chamam de "média". Batatas, feijões, alface, aipo, couve-flor e cenouras são compradas em grandes quantidades de três a quatro quilos. Seis quilos de damascos, uma dúzia de pepinos, quatro quilos de uvas, comprados pelo menos duas vezes por semana, durante a temporada, são parte de uma lista típica de compras para uma família média.

Essas quantidades fazem sentido quando você leva em conta que a refeição mediterrânea típica é quase sempre acompanhada por uma salada e pode ser servida com três ou mais pratos de legumes. Como você pode ver, a dieta mediterrânea dá um sentido totalmente novo aos **tamanhos gigantes**.

Se você tivesse que selecionar um único ingrediente na dieta mediterrânea como o grande contribuinte para boa saúde e longevidade, provavelmente seria o azeite de oliva. Embora tenha tantas calorias como qualquer outro óleo, tem benefícios de longo alcance para a saúde, desde a saúde cardiovascular até a proteção contra o câncer, e até esmo cabelos brilhantes e pele lisa.

O azeite de oliva e outros ingredientes básicos como verduras, peixe, feijões e frutas contêm grandes quantidades de antioxidantes: substâncias que, comprovadamente, protegem o corpo dos radicais livres, inflamação e problemas de circulação, as três principais fontes de lesão dos órgãos e tecidos do corpo. Além disso, são ricos em ingredientes como ácidos graxos ômega 3, vitaminas e fitoquímicos que ajudam a otimizar a maneira como o corpo funciona. Vamos dar uma olhada mais de perto nos mecanismos precisos através dos quais esses alimentos ajudam a manter a boa saúde e prolongar a longevidade.

> A culinária mediterrânea põe mais ênfase em frutas, legumes, peixe e azeite e oliva e menos ênfase em carnes e comidas de conveniência refinadas

Os benefícios de uma dieta mediterrânea

No capítulo 4, você aprendeu como criar um ambiente saudável para seu cérebro, e nos capítulos 5 e 6, foi apresentado a exercícios específicos treinamento cerebral. Agora você está prestes a aprender mais algumas formas de ajudar seu cérebro a prosperar, desta vez através de uma dieta saudável. As comidas mediterrâneas incluídas na dieta BrainMed nutrem o cérebro, melhorando a circulação sanguínea, inibindo radicais livres e aliviando inflamações.

Aumentando a circulação sanguínea

O cérebro consome uma proporção enorme da energia que o corpo precisa para se manter vivo. Qualquer substância que aumente a circulação sanguínea pelo corpo pode beneficiar o cérebro, fornecendo um suprimento constante de oxigênio e nutrientes que são essenciais para realizar suas numerosas operações. Os ingredientes comumente usados na culinária mediterrânea (tais como: tomates, azeitonas, peixe e azeite de oliva) estimulam a saúde cardiovascular e ajudam os vasos sanguíneos a se manter abertos e flexíveis, o que permite um melhor fluxo de sangue para o cérebro.

Estudos mostram que substituir a gordura animal e o óleo derivado de sementes por azeite de oliva causa menos lesões às paredes dos vasos sanguíneos. Isso significa que, se você substituir todos os óleos por azeite de oliva, pode comer 30% mais gordura (do azeite de oliva) sem sofrer as consequências negativas ao funcionamento cardiovascular que vêm de outras fontes de gordura. Tenha em mente que a gordura, mesmo o azeite de oliva, é rica em calorias, e aumenta tanto a saúde cerebral quanto a sua cintura. Então vá em frente e regue azeite de oliva nos seus tomates, mas lembre-se que ainda pode ser um excesso de uma boa coisa.

Eliminando radicais livres
Além de comprometer o suprimento de sangue, os radicais livres prejudicam o cérebro lesionando diretamente as células nervosas e outros tipos de células que são vitais para processar informação e fortalecer as redes que ligam diferentes áreas do cérebro. Radicais livres são extremamente danosos a todos os tecidos do corpo, mas são especialmente prejudiciais às células que revestem o sistema cardiovascular, células nervosas e diversas células cerebrais.

De onde vêm essas pequenas criaturas perversas? Acredite ou não, os radicais livres são subprodutos do metabolismo que ocorrem naturalmente. O corpo usa o oxigênio para ajudar a decompor a comida e transformá-la em energia. Durante essa reação, os radicais livres são liberados para dentro do sistema. Eles são chamados livres porque são desapegados e buscam algo especial a que se enganchar. Tecidos vulneráveis que formam o cérebro e o sistema cardiovascular são presa fácil para a lesão dos radicais porque são "porosos". Pense neles como empáticos e altamente sensíveis. Isso soa familiar?

O que acontece quando algo de metal é deixado ao ar livre por muito tempo? Graças, principalmente, ao oxigênio na atmosfera, bem como outras forças, em algum momento será danificado, corroído ou enferrujado. Da mesma forma, quando os tecidos do corpo se expõem a radicais livres por longos períodos de tempo, esses tecidos se lesionam. Em algum momento, a lesão dos tecidos, especialmente nos órgãos vitais como o coração ou o cérebro, causam sintomas. A lesão por radicais livres é suspeita de causar doenças cardiovasculares, bem como demência e outros distúrbios cognitivos.

Mas o corpo não indefeso contra esses terroristas moleques. Antioxidantes protegem os tecidos contra lesões de qualquer tipo, inclusive os radicais livres. Seu corpo conta com os antioxidantes que você absorve pela comida para combater essas lesões. As comidas mediterrâneas como verduras, tomates e frutas tendem a ser ricas em antioxidantes como vitaminas A, C e E, bem como outros fitoquímicos e nutrientes que também protegem contra lesões nos tecidos. Os ácidos graxos ômega 3 do peixe e do azeite de oliva – pilares básicos da culinária mediterrânea – são protetores dos tecidos do cérebro bem conhecidos. As leguminosas fornecem minerais vitais, bem como proteínas, que nutrem e dão força ao corpo sem gerar tantos radicais livres que lesionam os tecidos.

Agentes anti-inflamatórios

Além das lesões pelos radicais livres, o tecido cerebral também é sensível aos danos causados por inflamações. A **inflamação** é a reação do corpo a uma lesão, que pode variar de uma picada de abelha a comer um frango frito. Alguns alimentos são mais inflamatórios que outros, sendo os piores: gordura animal, alimentos fritos em gordura, gorduras saturadas e especialmente gorduras trans. O azeite de oliva, a gordura mais amplamente usada na dieta mediterrânea, não aumenta as inflamações, e pelo contrário, tem ingredientes que reduzem e protegem contra elas.

> Tão importante quanto o que a dieta mediterrânea inclui é o que ela exclui ou limita. Por exemplo, a carne tem um papel menos dominante e não é oferecida todos os dias a cada refeição.

Tão importante quanto o que a dieta mediterrânea inclui é o que ela exclui ou limita. Por exemplo, a carne tem um papel menos dominante e não é oferecida todos os dias a cada refeição. Essa restrição sozinha diminui o risco de lesões por inflamação, irregularidades de insulina, ganho de peso e lesões por radicais livres, que, por sua vez, ajudam a nutrir o corpo e obrigam o corpo a florescer.

O que é a culinária mediterrânea?

A seguinte lista é uma ilustração da sua lista de compras para comidas mediterrâneas. Esses itens foram selecionados por seu baixo conteúdo de gorduras e benefícios à saúde, especialmente para o cérebro.

Frutas e legumes

Bananas
Manjericão fresco
Brócolis ou folha de brócolis
Cenouras, com os ramos ligados
Aipo
Pepinos
Berinjela
Flores frescas (alimento estritamente para o cérebro, embora algumas, como amor-perfeito, sejam comestíveis)
Frutas da estação (grandes recipientes de laranjas, peras, uvas, melões, frutas vermelhas, maçãs)
Alho
Vagens
Limões e limas
Pimentões de várias cores
Cebolas Vidalia ou doces
Verduras pré-lavadas ou orgânicas
Espinafre
Acelga, mostarda, couve e outras folhas
Tomates
Molho de tomate
Abobrinha

Proteínas

Peito de frango sem pele e desossado
Ovos
Peixe (fresco, quando possível, ou congelado); escolha salmão, bacalhau e atum quando disponível
Carne moída de frango ou peru (carne branca ou escura)
Carne moída de filé ou corte magro de carne bovina (menos de 5 por cento de gordura)
Barras de alta proteína (8-10 g de proteína por barra)
Queijo *cottage* de baixa gordura

Iogurte desnatado
Leite desnatado ou de soja
Queijo cremoso (requeijão fresco, mussarela fresca)
Proteína de soja em pó
Tofu
Peito de peru ou frango fatiado (sem nitrato e antibióticos)

Carboidratos complexos

Amêndoas (sem sal e cruas)
Arroz integral
Cereais (grãos integrais, ricos em proteínas e fibras, não adoçados ou com pouco açúcar; granola, não); como: Back to Nature's Energy Start, Nature's Path's Optimum Power e *nuggets* de 7 grãos integrais*
Azeitonas verdes ou *kalamata*
Lentilhas e/ou feijões (tais como feijão branco ou fradinho), secos ou em lata
Waffles (congelados de trigo ou integrais)
Massa integral
Pão integral ou de grãos ou pão chato (como pita) para *wraps*

Gorduras

Manteiga de amêndoa ou amendoim
Azeite de oliva extravirgem

Doces

Figos secos
Mel
Xarope de glicose
Passas

---

* N. T. Incluímos as marcas citadas no original, que podem não estar disponíveis no Brasil

Geleia de frutas sem açúcar
Tâmaras

Variados

Vinagre balsâmico
Chás herbais (camomila, menta, limão, gengibre)
Sal *kosher*
Pimenta
Splenda ou Stévia (adoçantes)

Métodos de cozimento

- Grelhe, asse ou frite levemente carnes e peixes com azeite de oliva.
- Cozinhe no vapor ou grelhe legumes, ou frite ligeiramente com uma quantidade pequena de azeite de oliva.
- Para cozinhar peixe, regue com azeite de limão em ambos os lados e cubra com uma mistura de farinha temperada com limão, pimenta, orégano ou endro e sal. Sacuda para sair o excesso de farinha e frite ligeiramente em azeite de oliva até o seu próprio gosto.
- Alguns tipos de peixe, como bacalhau e salmão, são ótimos de assar. Simplesmente seque o peixe com tapinhas, tempere com pimenta-do-reino e limão ou outro cítrico, suco de limão fresco, endro, sal e pimenta. Regue com azeite de oliva e asse descoberto numa travessa untada com óleo. Para um efeito de vapor, simplesmente embrulhe o peixe temperado em papel alumínio e asse até ficar tenro.
- Para preparar carnes para grelhar, esfregue-as com uma mistura de azeite de oliva, suco de limão, pimenta com limão ou outro cítrico, manjericão e orégano. Você pode acrescentar também alho picado. Para aumentar o sabor, regue a mesma mistura sobre a carne depois de grelhada, enquanto ainda estiver quente.
- Se você está fazendo sanduíches de grelhados e não tiver uma grelha de *panini*, use uma frigideira pesada com tampa.

Planejando o menu

- Escolha três refeições e dois lanches por dia.
- A variedade é boa para a alma, mas não para sua cintura! Assim como seu cérebro prospera e cresce quando você se cerca de prazeres sensoriais diversificados, seu apetite também o faz. As diretrizes alimentares incluídas abaixo são projetadas para manter você saudável mesmo se escolher mais ou menos os mesmos alimentos todos os dias. Você pode ajudar suas chances de perder peso, comendo o mesmo café da manhã, almoço e jantar por um período de alguns dias.
- As opções de refeições e lanches estão listadas da **mais** saudável para a **menos** saudável. Tente usar a primeira opção de cada lista para café da manhã, almoço e jantar. Se não for possível, tente alternar entre as refeições; se você escolheu da última fileira da lista no café da manhã, escolha do topo da lista para o jantar independentemente do tipo de refeição, café da manhã, almoço, jantar ou lanche, se você ainda está com fome... escolha o(s) próximo(s) item(ns) da lista. Se ainda estiver com fome depois de comer uma opção, escolha a próxima da lista.
- Se você tiver um desses dias em que não consegue parar de comer, vá em frente e coma em excesso os alimentos do café da manhã.
- Sinta-se à vontade para comer em excesso frutas e legumes (somente as listadas aqui).
- Tente dar espaço entre as refeições e não comer demais em nenhuma delas. Sem dúvida, planeje qualquer excesso de comida bem antes do jantar.
- Quando sentir desejo por mais comida ou por doces, escolha apenas dentre aqueles alimentos listados aqui nos diferentes menus.
- Se o jantar for sua principal refeição, faça dele uma porção maior que o almoço, acrescentando mais legumes e claras de ovo bem cozidas. Faça o inverso se sua refeição principal for o almoço.
- Alterne sua seleção de carnes. Por exemplo, coma peixe às segundas e sextas, frango aos domingos e terças, nenhuma carne às quartas, carne vermelha magra às quintas e sábados.
- Escolha uma refeição de cada uma das listas a seguir todos os dias.
- Uma porção de carne tem cerca de 85g.

Café da manhã

- Uma xícara de iogurte misturado com uma colher de sopa cheia de proteína em pó (preferentemente soja e coberta com um *mix* de frutas vermelhas frescas ou congeladas
- ¾ a 1 xícara de cereais de alto teor de proteína com leite desnatado ou de soja e 1/2 -3/4 de xícara de frutas
- 1 ½ xícara de iogurte coberto com ¾ de xícara de cereais de alto teor de proteína e ½ a ¾ de xícara de frutas
- Uma vitamina de frutas feita com gelo, suco de laranja, uma banana, frutas frescas ou congeladas (como frutas vermelhas) e uma colher de sopa cheia de proteína em pó
- Duas fatias de torrada de pão integral com 1 colher de sopa de manteiga de amêndoa ou geleia de frutas
- Três claras de ovo (ou dois ovos inteiros mais uma clara de ovo) mexidas ou numa omelete com cebolas, tomates e espinafre cobertos de azeitonas
- Dois ovos bem cozidos (ou quatro claras de ovo bem cozidas) cortados em rodelas; salpicados com suco de limão, sal e pimenta; e colocados num sanduíche usando duas fatias de pão integral
- Um *muffin* integral torrado ou pão de multigrãos com 2 ovos pochê regados com azeite de oliva, limão e pimenta

Almoço

- Tomates frescos, manjericão e queijo mole (mussarela fresca ou outro queijo branco) regado com azeite de oliva, orégano e manjericão fresco e acompanhado por frutas sortidas
- Sopa de lentilha ou feijão; uma fatia de torrada de pão integral coberta de queijo ou azeitonas; e duas frutas inteiras (maçãs, nectarinas, ou 1 ½ xícara de melão ou um *mix* de frutas vermelhas)
- 1 ½ a 2 xícaras de iogurte desnatado misturado com frutas vermelhas ou fatias de banana e duas colheres de sopa cheias de proteína em pó (você pode aquecer isso e usar como sobremesa)
- Um *mix* de legumes cozidos no vapor ou na panela comum, multicoloridos, como cenouras, abóboras, cebolas, aipo, abóbora e batatas pequenas com duas claras de ovo bem cozidas

e uma fatia de queijo com pouca gordura no pão integral como acompanhamento.
- Uma salada de verduras com tomates, pepinos, cebolas, azeitonas e uma escolha de carne magra grelhada (frango ou carne de vaca), peixe ou tofu; salpicada de azeite balsâmico e azeite de oliva (você pode acrescentar um ovo cozido para proteína extra)
- Peru, frango ou peixe servido com legumes no vapor temperados com azeite de oliva, orégano e suco de limão
- Um sanduíche de peru com verduras e tomates no pão integral que tenha sido esfregado com uma mistura de azeite de oliva, limão e orégano; uma porção de frutas para acompanhar
- Duas fatias finas de queijo com pouca gordura em duas fatias de pão integral, grelhado como *panini*; uma salada de acompanhamento com feijões variados (variação: substitua o queijo por 1/3 de xícara de sua opção de legumes: abobrinha, cebolas, tomates, manjericão fresco)
- Uma mistura de carne de vaca magra ou peru grelhados, cebola e tomate salpicado de azeite de oliva e limão, temperado com sal, pimenta e orégano ou manjericão fresco; e servido como sanduíche ou *panini* num pãozinho de grãos.
- Carne magra grelhada, ou berinjela e abobrinha grelhadas, com molho *tzatziki*; frutas sortidas, puras ou salpicadas com mel

Jantar
- Verduras, cebolas, pepinos e tomates salpicados levemente com vinagre balsâmico e azeite de oliva e cobertos com salmão marinado em soja ou 85g de qualquer carne magra grelhada ou assada
- Um prato de sopa de feijão ou lentilha, cubinhos de torrada de pão integral, tomates, azeitonas e queijo
- Uma xícara de folha de brócolis escaldada ou cozida com suco de limão; ½ xícara de batatas cozidas no vapor com uma colher de sopa de azeite de oliva; dois ovos cozidos moles
- Um hambúrguer de peru de 140g grelhado no forno em um pão francês integral; 1/3 de xícara de salada *mix* de feijões ou salada de verduras

- Um filé de peixe grelhado ou assado (salmão, tilápia, linguado, atum, pargo) temperado com óleo de limão, endro ou orégano e servido com *mix* de legumes no vapor
- Massa integral salpicada com aspargos e ervilhas grelhados ou no vapor, cobertos com raspas de queijo parmesão ou queijo branco esfarelado
- Massa integral com ½ xícara de molho marinara, uma xícara de legumes picados e uma colher de sopa de queijo parmesão ralado de baixo teor de gordura
- Peixe *sauté* em estilo mediterrâneo; espinafre *sauté* com azeite de oliva e alho
- Peixe ou frango grelhado; espinafre *sauté* e alho
- Bolo de carne (feito de carne moída de peru, cebolas e pimentões vermelhos) com legumes no vapor ou grelhados
- Qualquer carne ou bolo de carne magra e verduras temperadas enrolados em uma fatia de pão chato integral; acompanhado de salada de batata com ervas feito com uma xícara de batatas cozidas (em cubos ou em rodelas), azeite de oliva, limão, orégano, cebolinhas e endro
- Uma xícara de espinafre *sauté* em alho, azeite de oliva e suco de limão; ½ xícara de arroz integral; 140g de carne maga assada ou grelhada, hambúrguer sem carne ou frango empanado

Sobremesas
- Gomos de laranja ou outro cítrico
- Iogurte desnatado de baunilha com maçãs fatiadas e canela
- Frutas da estação ou passas e figos secos
- Iogurte desnatado coberto de frutas frescas ou conservas de frutas vermelhas sem açúcar
- Iogurte semidesnatado de frutas vermelhas com ¼ xícara de cereais
- Iogurte com mel
- Saladas de frutas frescas com nozes picadas, mel e canela
- Bananas cobertas com canela ou cacau em pó
- Uma fatia de torrada integral com mel ou xarope de glicose (pense numa rabanada sem gordura)

- Um *waffle* integral ou de trigo com xarope (escolha esta somente se você conseguir se limitar a um *waffle*; caso contrário, escolha outra coisa).
- Frutas vermelhas ou cubos de maçã cobertas com iogurte desnatado de morango
- 1 xícara de uvas, fatias de manga ou melão em cubos

Lanches
- Tomates amarelos e vermelhos fatiados salpicados com azeite de oliva, vinagre balsâmico e manjericão
- Um pepino cortado ao comprido e lascas de pimentão amarelo e vermelho com hummus
- Uma fatia de torrada integral pura ou coberta com tomates fatiados
- Três ovos bem cozidos (descarte duas gemas) com uma colher de sopa de azeite de oliva e suco de limão numa fatia de torrada de pão integral
- Um punhado de amêndoa ou nozes pecã (altamente calóricas)
- Verduras ou espinafre *baby* com ovos bem cozidos e azeitonas (opcional), salpicados com vinagre balsâmico e azeite de oliva
- Tomates e fatias de queijo mole cobertos com manjericão fresco e salpicados com azeite de oliva
- Azeitonas *kalamata* com uma fatia de torrada de pão integral
- Crackers integrais ou de pão pita com limão ou hummus de pimentão grelhado
- Um ou dois ovos cozidos moles (ou as claras) com um *cracker* integral e um pedaço de maçã, pera, banana, laranja, pêssego ou nectarina fresco
- Uma ou duas fatias de frios como peito de peru ou presunto de peru.

Conclusão

Os cérebros estão na moda! Depois de décadas olhando para fontes externas como medicamentos, dietas e cirurgia para soluções e tratamentos para gerenciar o peso, o foco agora está mudando para o interior: estamos olhando para o corpo e o cérebro para entender por que fazemos as coisas que fazemos, especialmente quando nossas ações tem consequências consistentemente prejudiciais.

Seguindo essa tendência, você acabou de aprender a aplicar os avanços da **neurociência** para beneficiar o corpo e seus objetivos de peso. Por exemplo, você aprendeu a utilizar a força de frenagem do cérebro para permitir que pare e pense antes de agir no caso de uma vontade, e técnicas simples para desviar a atividade cerebral do seu cérebro emocional que leva à alimentação de baixo para cima para áreas reflexivas que o ajudam a levar em consideração as consequências e a alimentação saudável de cima para baixo.

Estratégias internas para gerenciar peso

A seguir estão os elementos essenciais para levar com você a partir deste livro.

- **Desenvolva a boa forma do cérebro antes de entrar de dieta.** Comportamentos autodestrutivos como comer de forma não saudável são habituais e profundamente arraigadas. Para se livrar desses padrões, você precisa entrar em forma. Você não correria uma maratona sem o treinamento apropriado. Por que achar que pode se superar tranquilamente os desafios de gerenciar o peso sem condicionar o cérebro primeiro? Servirá como suas pernas e pulmões para te carregar confortavelmente pelo longo processo de perda de peso. Independentemente do método de dieta que você escolher para perder peso, comece com um programa de boa forma para o seu cérebro.

- **Se você treinou seu cérebro uma vez, pode treinar outra vez.** Você tem prova absoluta de que é capaz de treinar seu cérebro, embora não na direção que pretendia. Você ensinou, inadvertidamente, o seu cérebro a contar com as substâncias químicas de bem-estar que são liberadas quando você come alimentos hipercalóricos. Você agora pode reeducá-lo para ajudar a quebrar esse ciclo.

- **Você se torna o que come.** Alimentos saudáveis diminuem suas vontades súbitas porque interagem com seu cérebro e o resto do corpo para produzir uma experiência de propósito, significado, satisfação e consciência tranquila. Alimentos não saudáveis também interagem com seu corpo e acionam genes e substâncias químicas que distorcem a função e o equilíbrio do corpo.

- **Peso em excesso machuca a mente.** Você sabe que a obesidade destrói a saúde, mas lembre-se que um cérebro em aprendizado é um cérebro saudável. Uma mente saudável com capacidade de distinguir motivos, identificar padrões e ver tendências futuras, resolver problemas e manter o foco é uma comodidade vital e, sem dúvida, tudo que de você precisa para ter sucesso na vida. Os alimentos que você acha tão deliciosos danificam as habilidades cognitivas do seu cérebro e tiram a clareza do intelecto, aprendizado, pensamento e raciocínio.

- **A comida é o novo símbolo de *status*.** Você geralmente pode prever o *status* sócio-econômico de uma pessoa com uma rápida olhada no carrinho de compras ou na despensa dela. Pense em *junk food* e comidas gordurosas e calóricas como de baixa qualidade. Você merece mais que isso. Comida mais saudável está no topo da balança – rica em proteínas, frutas frescas e vegetais; com baixo teor de produtos gordurosos de origem animal e alimentos sintéticos. Você pode não ser um cientista milionário, mas quando encher a cesta de comida com os alimentos incluídos na dieta BrainMed, certamente comerá como um deles.

- **Aprenda a julgar o tamanho com precisão.** Em uma sociedade com maioria de sobrepeso, é difícil saber se você está com sobrepeso ou na média comparando-se com os outros. É melhor não confiar nos comentários das outras pessoas ("Você está bem. Não precisa perder peso. Aliás, está magro demais") como base para julgar seu peso; melhor usar o índice de massa corporal ou o peso da balança. Lembre-se que os outros tendem a avaliar seu tamanho com base no seu próprio.

- **Modifique suas vontades internas.** Você não tem que seguir os chamados persistentes do seu cérebro por comida. Seu cérebro está apenas buscando uma dose de dopamina ou serotonina, que, no seu caso, pode significar o prazer de comer; tenha em mente que qualquer prazer servirá para satisfazer a busca do cérebro por prazer.

- **Um cérebro feliz é um cérebro satisfeito.** Lembre-se que seu cérebro prospera quando você passa cada dia cercado de desafios saudáveis por um lado e um ambiente rico, bonito do outro. Tirando doenças, desastres e a morte, imagine seu dia como um gráfico de pizza dividido em duas partes: você passa talvez 60% do tempo em gentil interação com os outros e o mundo à sua volta em um ambiente enriquecedor e os outros 40% sendo desafiado e produtivo. Você pode trabalhar as proporções para se adequar às suas necessidades.

Agora você já sabe que a alimentação não planejada e impulsiva, feita no piloto automático quando você não está nem com fome nem satisfeito é um dos principais motivos para o excesso de peso. Implementar as ferramentas TDO ajuda você a estimular a consciência e controlar suas necessidades para que você possa estar numa posição melhor para aplicar alternativas saudáveis à alimentação autodestrutiva. Existem vários métodos para reeducar o cérebro além do TDO, destacando-se yoga, meditação, psicoterapia, alguns medicamentos e o *neurofeedback* (uma técnica eficiente que ajuda a fazer a sintonia fina das ondas cerebrais elétricas do cérebro em direção a padrões mais saudáveis). Cada um desses métodos tem o potencial de estimular sua capacidade de autorregulação e perda de peso, mas combinar duas ou mais pode acelerar o processo para conseguir resultados mais rápidos. Todos eles têm um objetivo comum: ajudar a redirecionar e reconfigurar o cérebro para se afastar dos "sulcos" autodestrutivos para padrões novos e mais adaptáveis. Cada um desses métodos tem objetivo de dar a você a capacidade de regular seu peso internamente, ajudando a suavizar seu cérebro. Use os recursos ao final deste livro, bem como aqueles oferecidos em sua comunidade, para dar um salto inicial no seu progresso. O ímpeto do TDO pode ajudá-lo a avançar com a perda de peso porque torna mais fáceis as mudanças no estilo de vida.

Desejo a você sorte; sucesso; e um cérebro feliz e florescente!

Recursos

A lista de referências e *links* úteis a seguir pode ser usada para aumentar seu entendimento de como as abordagens dinâmicas são usadas para promover e conservar o bem-estar. Combinar o *neurofeedback* com TDO quando possível é altamente recomendado.

Cálculo do índice de massa corporal

Para obter seu índice de massa corporal (IMC), calcule sua altura em polegadas (1 polegada = 2,54 cm) e eleve esse número ao quadrado. Divida seu peso em libras (1 libra = 0,45 kg) pelo número ao quadrado e multiplique o resultado por 703. De acordo com o Centro de Prevenção e Controle de Doenças (CDC, na sigla em inglês), um IMC de pelo menos 30 indica obesidade (alguém que tem 1,62 m de altura teria que pesar 78 kg); alguém que tem um IMC de 25 é definido como sobrepeso. Para mais informações, visite o *site* do CDC (em inglês): cdc.gov/nccdphp/dnpa/bmi/calc-bmi.htm.

Neurofeedback

Os *sites* a seguir podem fornecer mais informações sobre *neurofeedback* e ajudar você a localizar facilitadores em sua área:
Psicobiologia Aplicada e *Biofeedback* (aapb.org/i4a/pages/index.cfm?pageid=1)
Sociedade Internacional para Regulação Neuronal (http://isnr.org)

Livros sobre planos de perda de peso não linear

Human, M. *Ultrametabolism: The Simple Plan for Automatic Weight Loss.* [*Ultrametabolismo: O Plano Simples para Perder Peso*

Automaticamente]. Nova York: Scribner, 2006.

Roisen, M, e M. Oz. *You on a Diet: The Owners Manual for Waist Management*. [Você de Dieta: O Manual do Proprietário para Gerenciar a Cintura]. Nova York: Free Press, 2006.

Livros sobre abordagens gerais para boa forma cerebral

Chernov, F. B. *The Sharper Mind*. [A Mente Mais Nítida]. Nova York: Prentice Hall, 1997.

Restak, R. *The New Brain: How the Modern Age is Rewiring Our Mind*. [O Novo Cérebro: Como a Idade Moderna está Reprogamando nossa Mente]. Nova York: Rodale, 2003.

Siegel, J. S. *The Mindful Brain: Reflection and Attunement in the Cultivation of Well-Being*. [O Cérebro Consciente: Reflexão e Harmonização no Cultivo do Bem-Estar]. Nova York: W. W. Norton & Company, 2007.

Zaldy, T. *Age-Proof Your Mind: Detect, Delay, and Prevent Memory Loss – Before It's Too Late*. [Ponha sua Mente à Prova de Idade: Detecte, Adie e Previna a Perda de Memória – Antes que Seja Tarde Demais]. Nova York: Warner Books, 2005.

Referências

Introdução

Cajal, S. R. *Estudios Sobre la Degeneración y Regeneración del Sistema Nervioso*. Madrid: Moya. 1913-1914. [*Degeneração e Regeneração do Sistema Nervoso*]. Traduzido e editado por Raoul M. May. Londres: Oxford University Press, 1928.

Friedman, J. M. *Obesity in the New Millennium*. [*Obesidade no Novo Milênio*]. Nature 604, no. 6778 (2000): 632-34.

Lisle, D. J. e A. Goldhamer. *The Pleasure Trap: Mastering the Hidden Force that Undermines Health and Happiness*. [*A Armadilha do Prazer: Dominando a Força Escondida que Subjuga a Saúde e a Felicidade*]. Summertown, Tenn.: Healthy Living Publications, 2003.

Midgley, M. Beast and Man: *The Roots of Human Nature*. [*As Raízes da Natureza Humana*]. Londres: Routledge, 1995.

Wansink, B. *Environmental Factors that Increase the Food Intake and Consumption Volume of Unknowing Consumers*. [*Fatores Ambientais que Aumentam o Volume de Absorção e Consumo de Comida de Consumidores Inconscientes*]. Annual Review of Nutrition 24 (2004): 455-79.

Capítulo 1

Baumeister, R. *Binge Eating: Vanishing Bite by Bite*. [Atacando a Comida: Desaparecendo a Cada Mordida]. In: *Escaping the Self: Alcoholism, Spirituality Masochism, and Other Flights from Burden of Selfhood*. [Escapando do Self: Alcoolismo, Espiritualidade, Masoquismo e outras Fugas da Fronteira do Self]. Nova York: Basic Books, 1991.

Carter, R. *The Emerging Landscape*. [A Paisagem Emergente] Capítulo 1 de *Mapping the Mind*. [Mapeando a mente]. Berkeley, Calif.: University of California Press, 1999.

Fierro, M. P. *The Obesity Epidemic: How States Can Trim the 'Fat.'* [A Epidemia de Obesidade: Como os Estados Unidos da América Podem Podar a 'Gordura']. *North Carolina Medical Journal* 63, no. 6 (2002): 304. World Health Organization Report on Obesity [Relatório da Organização Mundial de Saúde sobre Obesidade], 1997.

Friedman, J. M. *Obesity in the New Millennium*. [Obesidade no Novo Milênio] *Nature* 604, no. 6778 (2000): 632-34.

Hsu, L. K. *Can Dieting Cause an Eating Disorder?* [Fazer Dieta Pode Causar algum Distúrbio Alimentar?] *Psychological Medicine* 27, no. 3 (1997): 509-13.

Joseph, R. *The Naked Neuron*. [O Neurônio Despido] Nova York: Plenum Press, 1993.

LeDoux, J. *The Emotional Brain*. [O Cérebro Emocional]. NovaYork: Simon and Schuster, 1996.

Norman, D. *Emotional Design: Why We Love (or Hate) Everyday Things*. [Design Emocional: Por que Amamos (ou Odiamos) as Coisas do Cotidiano]. Nova York: Basic Books, 2004.

Perez-Tilve, D., J. Stern, and M. Tschöp. *The Brain and the Metabolic Syndrome: Not a Wireless Connection*. [O Cérebro e a Síndrome Metabólica: Não uma Conexão Sem Fio]. *Endocrinology* 147, no. 3 (2006): 1136-39.

Pinker, S. *A Biological Understanding of Human Nature*. [Um Entendimento Biológico da Natureza Humana] In *The New*

Humanists: Science at the Edge. Editado por John Brockman. Nova York. Barnes and Noble Books, 2003.

Polivy, J. *Psychological Consequences of Food Restriction.* [*Consequências Psicológicas da Restrição Alimentar*]. Diário da Associação Dietética Americana 96, no. 6 (1996): 589-92.

Seeley, R. J. e D. A. York. *Fuel Sensing and the Central Nervous System (CNS): Implications for the Regulation of Energy Balance and the Treatment for Obesity.* [*Sentindo o Combustível e o Sistema Nervoso Central (SNC): Implicações para a Regulação do Equilíbrio de Energia e o Tratamento da Obesidade*]. Obesity Review 6, no. 3 (2005): 259-65.

Stanley, S., K. Wynne, B. McGowan, e S. Bloom. *Hormonal Regulation of Food Intake.* [*Regulação Hormonal de Consumo de Comida*] Physiological Review 85, no. 4 (2005): 1131-158.

Wansink, B. *Environmental Factors that Increase the Food Intake and Consumption Volume of Unknowing Consumers.* [*Fatores Ambientais que Aumentam o Volume de Absorção e Consumo de Consumidores Inconscientes*]. Annual Review of Nutrition 24 (2004): 455-79.

Williams, G., J. A Harrold, and D. J. Cutler. *The Hypothalamus and the Regulation of Energy Homeostasis: Lifting the Lid on a Black Box.* [*O Hipotálamo e a Regulação de Homeostase de Energia: Levantando a Tampa da Caixa Preta*]. Relatórios da Sociedade Nutricional 59, no. 3 (2000): 385-96.

Wrangham, R. *The Evolution of Cooking.* [*A Evolução da Cozinha*] In *The New Humanists: Science at the Edge.* Editado por John Brockman. Nova York: Barnes and Noble Books, 2003.

Capítulo 2

Amen, D. G. *Change Your Brain, Change Your Life.* [*Mude seu Cérebro, Mude sua Vida*]. Nova York: Three Rivers Press, 1998.

Blum, K. *Reward Deficiency Syndrome.* [*Síndrome da Deficiência de Recompensa*] American Scientist 84 (1996): 132-45.

Cappuccio, F. *Sleep Deprivation Doubles Risks of Obesity in Both Children and Adults.* [A Privação de Sono Dobra o Risco de Obesidade em Crianças e Adultos] Science Daily, July 13, 2006, sciencedaily.com.

Carter, R. *Beneath the Surface.* [Debaixo da Superfície] Capítulo 3 de *Mapping the Mind.* [Mapeando a Mente] Berkeley, Calif. University of California Press, 1999.

De Parigi, A, J. F. Gautier, K. Chen, et al. *Mapping the Brain Responses to Hunger and Satiation Using Positron Emission Tomography.* [Mapeando as Respostas do Cérebro a Fome e Saciedade Usando Tomografia por Emissão de Pósitrons]. Anais da Academia de Ciências de Nova York 967 (2002): 389-97.

Dosenbach, N., K Visscher, E. Palmer, et al. *A Core System for the Implementation of Task Sets.* [Um sistema central para implementar blocos de tarefas] Neuron 50, no. 5 (2006): 799-812.

Dum, J. J., et aI. *Densely Caloric Foods Stimulate the Opiod System Inside the Hypothalamus.* [Comidas Densamente Calóricas Estimulam o Sistema Opioide dentro do Hipotálamo]. Pharmacology Biochemistry and Behavior 18 (1983).

Emory University Hospital's Brighthouse Institute for Thought Sciences, *The Brighthouse Institute for Thought Sciences Claims It's Closing the Gap Between Business and Science,* [O Instituto Brighthouse de Ciências do Pensamento está Fechando a Lacuna entre Negócios e Ciência], notícia, 22 de junho de 2002.

Friedman, J. M. *Fat in All the Wrong Places.* [A Gordura em Todos os Lugares Errados]. Nature 415, no. 6778 (2000): 268-69.

Cautier, J. F., K Chen, A. D. Salbe, et aI. *Differential Brain Responses to Satiation in Obese and Lean Men.* [Respostas Cerebrais Diferentes à Saciedade em Homens Obesos e Magros]. Diabetes 49, no. 5 (2001): 838-46.

Hotz, R. L. *Mine Visions of Sugar Plums Danced in His Head.* [Minhas Visões de Ameixas Açucaradas Dançavam na Cabeça Dele]. Los Angeles Times, 27 de fevereiro de 2005.

Hyman, M. *Nutrigenomics: How Food 'Talks' to Your Genes to Turn on Messages of Health or Disease.* [Nutrigenômica: Como a Comida

"Conversa" com os Genes para Acionar Mensagens de Saúde ou Doença]. drhyman.com/ nutrigenomics. php.

Johnson, C., C. Lewis, and J. Hagan. *The Syndrome of Bulimia: Review and Synthesis.* [A Síndrome da Bulimia: Revisão e Síntese] Psychiatric Clinics of North America 7 (1984): 247-73.

Johnson, D. K, C. H. Wilkins, and J. C. Morris. *Accelerated Weight Loss in Alzheimer's Disease Precedes Diagnosis.* [Perda de Peso Acelerada no Mal de Alzheimer Precede o Diagnóstico]. Archives of Neurology 63 (2006): 1312-317.

Kaput, J. *Decoding the Pyramid: A Systems-Biological Approach to Nutrigenomics.* [Decodificando a Pirâmide: Uma Abordagem Biológica de Sistemas para a Nutrigenômica] Anais da Academia de Ciências de Nova York 1055 (2005): 64-79.

Kuehn, B. *Brain Scans: Genes Provide Addiction Clues.* [Varreduras no Cérebro: os Genes Fornecem Pistas de Vício]. JAMA 297, no. 13 (2007): 1419-421.

Lisle, D. J. e A. Coldhamer. *The Pleasure Trap: Mastering the Hidden Force that Undermines Health and Happiness.* [A Armadilha do Prazer: Dominando a Força Escondida que Subjuga a Saúde e a Felicidade] Summertown, Tenn.: Healthy Living Publications, 2003.

Maguire, E., R. S. J. Frackowiak, C. D. Frith, et al. *Recalling Routes Around London: Activation of the Right Hippocampus in Taxi Drivers.* [Retomando Rotas ao Redor de Londres: Ativação do Hipocampo Direito em Motoristas de Táxi]. Journal of Neuroscience 17 (1997): 7103-110.

Ng, D. e R. W. Jeffery. *Relationship Between Perceived Stress and Health Behavior in a Sample of Working Adults.* [Relação Entre o Estresse Percebido e o Comportamento de Saúde em uma Amostra de Adultos Trabalhadores]. Health Psychology 22, no. 6 (2005): 638-42.

Olsson, A., E. Phelps, e K. Nearing. *Learning Fears by Observing Others: The Neural Systems of Social Fear Transmission.* [Aprendendo os Medos Observando os Outros: Os Sistemas Neurais da Transmissão Social do Medo]. Social Cognitive and Affective Neuroscience, March 2007, sciencedaily.com.

Rothenberger, A., B. Blanz, G. Lehmkuhl, et al. *What Happens to Electrical Brain Activity When Anorectic Females Gain Weight?* [O que Acontece com a Atividade Elétrica do Cérebro quando Mulheres Anoréxicas Ganham Peso?] European Archives of Psychiatry and Clinical Neurosurgery 240, no. 3 (1991): 144-47.

Schwartz, J. e C. Byrd-Bredbenner. *Portion Distortion: Typical Portion Sizes Selected by Young Adults.* [Distorção de Porções: Tamanhos Típicos de Porção Escolhidos por Adultos Jovens] Diário da Associação Dietética Americana 106, no. 9 (2006): 1412-418.

Seeley, R. J. e D. A. York. *Fuel Sensing and the Central Nervous System (CNS): Implications for the Regulation of Energy Balance and the Treatment for Obesity.* [Sentindo o Combustível e o Sistema Nervoso Central (SNC): Implicações para a regulação do equilíbrio de energia e o tratamento da obesidade]. Obesity Review 6, no. 3 (2005): 259-65.

Small, G. *The Longevity Bible: 8 Essential Strategies for Keeping Your Mind Sharp and Your Body Young.* [A Bíblia da Longevidade: 8 Estratégias Essenciais para Manter a Mente Afiada e o Corpo Jovem]. Nova York: Hyperion, 2006.

Steinbaum, E. e N. Miller. *Obesity from Eating Elicited by Daily Stimulation of Hypothalamus.* [A Obesidade pela Alimentação Incitada pelo Estímulo Diário do Hipotálamo]. American Journal of Physiology 208 (1965): 1-5.

Thayer, R. *Calm Energy: How People Regulate Mood with Food and Exercise.* [Energia Calma: Como as Pessoas Regulam o Humor com Comida e Exercícios]. Londres: Oxford University Press, 2003.

Tremblay, A. *Children Who Sleep Less Are Three Times More Likely to Be Overweight.* [Crianças que Dormem Menos tem Três Vezes Mais Chance de Ter Sobrepeso].International Journal of Obesity, 29 de março de 2006, sciencedaily.com.

Van Cauter, E. *Sleep Loss Boosts Appetite, May Encourage Weight Gain."* [A Perda de Sono Induz o Apetite e pode estimular o ganho de peso] Anais de Medicina Interna, 7 de dezembro de 2004, sciencedaily.com.

Wang, C. J. and N. Volkow. *How Can Drug Addiction Help Us Understand*

Obesity? [Como o Vício em Drogas Pode nos Ajudar a Entender a Obesidade?] Nature Neuroscience 8, no. 5 (2005): 555-60.

Weltzin, T. E. and W. H. Kaye. Serotonin Activity in Anorexia and Bulimia Nervosa: Relationship to the Modulation of Feeding and Mood. [Atividade da Serotonina na Anorexia e Bulimia Nervosa: Relação com a Modulação de Alimentação e Humor] Journal of Clinical Psychiatry 52 (1991): 41-48.

Wynne, S. S., B. McCowan, e S. Bloom. Hormonal Regulation of Food Intake. [Regulação Hormonal de Absorção Alimentar] Physiology Review 85, no. 4 (2005): 1131-158.

Yoon, C., A. Cutchess, F. Feinberg, e T. Polk. A Functional Magnetic Resonance Imaging Study of Neural Dissociations Between Brand and Person Judgments. [Estudo de Ressonância Magnética Funcional de Dissociações Neurais entre Julgamentos de Marcas e Pessoas] Journal of Consumer Research 33 (2006): 31-40.

Capítulo 3

Amen, D. C. Change Your Brain, Change Your Life. [Mude seu Cérebro, Mude sua Vida] Nova York: Three Rivers Press, 1998.

Carter, R. Beneath the Surface. [Debaixo da Superfície] Capítulo 3 de Mapping the Mind. [Mapeando a Mente] Berkeley, Calif. University of California Press, 1998.

—.Higher Ground. [Em Solo mais Alto]. Capítulo 8 de Mapping the Mind. [Mapeando a Mente] Berkeley, Calif. University of California Press, 1998.

Herman, C. P. e D. Mack. Restrained and Unrestrained Eating. [Alimentação Restrita e Irrestrita] Journal of Personality 43, no. 4 (1975): 647-60.

Horvath, T. e G. Xiao-Bing. Input Organization and Plasticity of Hypocretin Neurons: Possible Clues to Obesity's Association with Insomnia. [Organização de Insumo e Plasticidade de Neurônios Hipocretinos: Possíveis Pistas para a Associação da Obesidade com a Insônia]. Cell Metabolism I, no. 4 (2005): 279-86.

Jia-Hong, G. *Effect of Satiation on Brain Activity in Obese and Lean Women.* [O Efeito da Saciedade na Atividade Cerebral em Mulheres Obesas e Magras]. Obesity Research 9 (2001): 729-30.

Mills, J. K. e G. D. Andrianopoulos. *The Relationship Between Childhood Onset Obesity and Psychopathology in Adulthood.* [A Relação Entre o Início da Obesidade na Infância e a Psicopatologia na Vida Adulta]. Journal of Psychology 127, no. 5 (1993): 547-51.

Waedle, J. *Eating Style: A Validation Study of the Dutch Eating Behaviour Ouestionnaire in Normal Subjects and Women with Eating Disorders.* [Estilo de Alimentação: Um Estudo de Validação do Questionário de Comportamento Alimentar Holandês em Sujeitos Normais e Mulheres com Distúrbios Alimentares] Journal of Psychosomatic Research 31, no. 2 (1987): 161-69.

Capítulo 4

Andrianopoulos G. D., R. L. Nelson, C. T. Bombeck, e G. Souza. *The Role of Physical Activity on 1,2-dimethylhydrazine Rat Colon Carcinogenesis.* [O Papel da Atividade Física na Carcinogênese do Cólon de Ratos com 1,2 Dimetilhidrazina]. Anticancer Research 7, no. 5 (1987): 849-52.

Andrianopoulos G. D., R. L. Nelson, C. T. Bombeck, G. Souza, e L. M. Nyhus. *The Protective Influence of Physical Activity on Carcinogenesis in the Rat Colorectum.* [A Influência Protetora da Atividade Física na Carcinogênese do Colorreto do Rato] The Physiologist 30, no. 4 (1987): 134.

Avanzini, G., L. Lopez, S. Koelsch, et al. eds. 2006. Anais da Academia de Ciências de Nova York. *The Neurosciences and Music II: From Perception to Performance.* [As Neurociências e a Música II: Da Percepção ao Desempenho].Vol. 1060.

Aziz-Zadeh, L., S. Wilson, G. Rizzolatti, and M. Iacoboni. *A Comparison of Premotor Areas Activated by Action Observation and Action Phrases.* [Uma Comparação de Áreas Pré-Motoras Ativadas por Observação de Ações e Frases de Ação]. Current Biology 16, no. 18 (2006): 1818-823.

Bennett, E., M. Diamond, D. Krech, and M. Rosenzweig. *Chemical and Anatomical Plasticity of Brain.* [Plasticidade Química e Anatômica do Cérebro]. Science 146 (1964): 610-19.

Bjorklund, A. and O. Lindvall. *Self-Repair in the Brain.* [Autorreparação no Cérebro] Neurobiology: Nature 405 (2000): 892-95.

Black, J. E., A. M. Sirevaag, C. S. Wallace, M. H. Savin, and W. T. Greenough. *Effects of Complex Experience on Somatic Growth and Organ Development in Rats.* [Efeitos da Experiência Complexa no Crescimento Somático e no Desenvolvimento de Órgãos em Ratos]. Developmental Psychobiology 22 (1989): 727-52.

Brownlee, C. *Buff and Brainy,* [Aficionado e Cerebral] Science News 169, no. 8 (2006): 122. sciencenews.org/articles/20060225/bob10.asp.

Dallman, M., N. Pecararo, S. Akana, et al. *Chronic Stress and Obesity: A New View of 'Comfort Food'.* [Estresse Crônico e Obesidade: Uma Nova visão da *Comfort Food*] Neuroscience. Relatório da Academia Nacional de Ciências dos EUA, 15 de setembro de 2003, pnas.org/cgi/content/abstract/1934666100v1.

Evans G. W., P. Kim, A. H. Ting, et al. *Cumulative Risk, Maternal Responsiveness and Allostatic Load Among Young Adolescents.* [Risco Cumulativo, Resposta Matérna e Carga Alostática entre Adolescentes]. Developmental Psychology 43 (2007): 341-51.

Gazzola, V, L. Aziz-Zadeh, e C. Keysers. *Empathy and the Somatotopic Mirror System in Humans.* [Empatia e o Sistema Somatotópico de Espelhos em Humanos] Current Biology 16, no. 18 (2006): 1824-829.

Gould, E., A. Beylin, P. Tanapat, et al. *Learning Enhances Adult Neurogenesis in the Hippocampal Formation.* [Aprender Aumenta a Neurogênese Adulta na Formação do Hipocampo] Nature Neuroscience 2 (1999): 260-65.

Gould, E., A. J. Reeves, M. S. A. Graziano, e C. G. Gross. *Neurogenesis in the Neocortex of Adult Primates.* [Neurogênese no Neocórtex de Primatas Adultos] Science 286 (1999): 548-52.

Gould, E. *The Reinvention of Self: A Mind-Altering Idea Reveals How Life Affects the Brain.* [A Reinvenção do Self: Uma Ideia Modificadora da Mente Revela como a Vida Afeta o Cérebro] Seed

Magazine 60 (2006).

Gustufson D. R., E. Rothenberg, K. Blennow, et al. *An 18 Year Follow-Up of Overweight and Risk for Alzheimer's Disease*. [Um Acompanhamento de 18 anos de Sobrepeso e Risco do Mal de Alzheimer]. Archives of Internal Medicine 203, no. 163 (2005): 1524-528.

Horvath, T., e G. Xiao-Bing. *Input Organization and Plasticity of Hypocretin Neurons: Possible Clues to Obesity's Association with Insomnia*. [Organização de Insumo e Plasticidade de Neurônios hipocretinos: Possíveis Pistas para a Associação da Obesidade com a Insônia]. Cell Metabolism 1, no. 4 (2005): 279-86.

Kantrowitz, B. *The Quest for Rest*. [A Busca de Descanso] Newsweek, 8 de maio de 2006, news.uchicago.edu/citations/006/060429.cauter-nw.htmI.

Kempermann, G., H. G. Kuhn, e F. H. Gage. *More Hippocampal Neurons in Adult Mice Living in an Enriched Environment*. [Mais Neurônios do Hipocampo em Camundongos Adultos Vivendo num Ambiente Decorado]. Nature 386, no. 6624 (1997): 493-95.

Kramer A. F., S. Hahn, N. J. Cohen, et al. *Ageing, Fitness, and Neurocognitive Function*. [Envelhecimento, Boa Forma e Função Neurocognitiva]. Nature 400 (1999): 418-19.

Lehrer, J. *The Reinvention of the Self*. [A Reinvenção do Self] Seed Magazine 58 (2006).

Mirescu C., J. D. Peters, and E. Gould. *Early Life Experiences Alters Response of Adult Neurogenesis to Stress*. [Experiências no Início da Vida Alteram a Resposta da Neurogênese Adulta ao Estresse]. National Neuroscience 7 (2004): 841-46.

Mirescu C., J. D. Peters, L. Noiman, e E. Gould. *Sleep Deprivation Inhibits Adult Neurogenesis in the Hippocampus by Elevating Glucocorticoids*. [A Privação de Sono Inibe a Neurogênese Adulta no Hipocampo, Elevando os Glucocorticoides]. Relatório da Academia Nacional de Ciência dos EUA 103 (2006): 19170-9175.

North, A. C., D. J. Hargreaves, J. McKendrick, et al. *In Store Music Affects Product Choice*. [A Música na Loja Afeta a Escolha do Produto]. Nature 390, no. 6656 (1997): 132.

Small, G. *The Longevity Bible: 8 Essential Strategies for Keeping Your Mind Sharp and Your Body Young*. [A Bíblia da Longevidade:

8 *Estratégias Essenciais para Manter a Mente Afiada e o Corpo Jovem*]. Nova York: Hyperion, 2006.

Trakas, K. *Study Shows Obesity Bad for the Mind, Too.* [*Estudos Mostram que a Obesidade também é Ruim para a Mente*]. Science Daily, sciencedaily.comlreleasesl200 1105 10 1 05 2901515.htm.

Van Cauter, E. *Sleep Loss Boosts Appetite, May Encourage Weight Gain.*" [*A Perda de Sono Induz o Apetite e pode estimular o ganho de peso*] Anais de Medicina Interna, 7 de dezembro de 2004, sciencedaily.com.

Van Cauter, E., K. Knutson, R. Leproult, K. Spiegel, et aI. *The Impact of Sleep Deprivation on Hormones and Metabolism.* [*O Impacto da Privação de Sono nos Hormônios e no Metabolismo*]. Medscape Neurology and Neurosurgery 7, no. 1 (2005). medscape.com/viewarticle/502825.

Wansink, B. *Popcorn Lovers Eat More When Given Bigger Containers, Test Shows,* [*Amantes de Pipoca Comem mais Quando Ganham Recipientes Grandes, Mostra um Teste*], notícia, Universidade de Illinois em Urbana Champaign, 5 de março de 1999.

Capítulo 5

Chartrand, T. L., e J. A. Bargh. *The Chameleon Effect: The Perception-Behavior Link of Social Interaction.* [*O Efeito Camaleão: O Elo Percepção-Comportamento da Interação Social*]. Journal of Personality and Social Psychology 76, no. 6 (1999): 893-910.

Christakis, N. A. e J. H. Fowler. *The Spread of Obesity in a Large Social Network Over 32 years.* [*A Disseminação da Obesidade em uma Grande Rede Social ao Longo de 32 anos*]. New England Journal Medicine 357 (2007): 370-79.

Davidson, R. J., J. Kabat-Zinn, J. Schumacher, et al. *Alterations in Brain and Immune Function Produced by Mindfulness Meditation.* [*Alterações no Cérebro e Função da Imunidade Produzias pela Meditação Consciente*]. Psychosomatic Medicine 65 (2003): 564-70.

Kosslyn, S. *What Shape Are a German Shepherd's Ears?* [*De que Forma*

São as Orelhas de um Pastor Alemão?] In *The New Humanists: Science At the Edge*. Editado por John Brockman. Nova York: Barnes and Noble Books, 2003.

Luciana, M., H. M. Conklin, C. J. Hooper e R. S. Yarger. *The Development of Nonverbal Working Memory and Executive Control Processes in Adolescents*. [*O Desenvolvimento da Memória de Trabalho Não Verbal e Processos de Controle Executivo em Adolescentes*]. Child Development 76, no. 3 (2005): 697-712.

Moran, T. H. e S. Gad. *Looking for Love in All the Wrong Places?*"[*Procurando Amor em Todos os Lugares Errados?*] Cell Metabolism 3, no. 4 (2006): 233-34.

Norman, D. *Emotional Design: Why We Love (or Hate) Everyday Things*. [*Design Emocional: Por que Amamos (ou Odiamos) as Coisas do Cotidiano*]. Nova York: Basic Books, 2004.

Perez, C. *The Benefits of Aromatherapy: M. D. Anderson Teaches How to Soothe and Heal*. [*Os Benefícios da Aromaterapia: M. D. Anderson Ensina como Aliviar e Curar*]. www.medicalnews today.com/ medicalnews.php ?newsid= 50591.

Ramachandran V. S. *Mirror Neurons and Imitation Learning as the Driving Force Behind the Great Leap Forward in Human Evolution*. [*Neurônios Espelho e Aprendizado pela Imitação como a Força Condutora por Trás do Grande Salto na Evolução Humana*]. http://edge .org/3rd_ culture/ramachandran/ramachandran_p1.

Ranganathan, V. K., V. Siemionow, J. Z. Liu, et al. *From Mental Power to Muscle Power: Gaining Strength by Using Your Mind*. [*Do Poder Mental ao Poder Muscular: Ganhando Força com o Uso da Mente*]. Neuropsychologia 42 (2004): 944-56.

Riskind, J. H., W. S. Rholes, J. Eggers. *The Velten Mood Induction Procedure: Effects on Mood and Memory*. [*O Procedimento Velten de Indução do Humor: Efeitos sobre o Humor e a Memória*]. Journal of Consulting and Clinical Psychology 50, no. 1 (1982): 146-47.

Rizzolatti G. *Mirror Neuron System*. [*Sistema de Neurônio Espelho*] Annual Review Neuroscience 27 (2004): 169-92.

Rizzolatti G., L. Fogassi e V. Gallese. *Neurophysiological Mechanisms Underlying the Understanding and Imitation of Action*.

[Mecanismos Neurofisiológicos Subjacentes ao Entendimento e Imitação da Ação]. *Nature Review Neuroscience* 2 (2001): 661-70.

Rosmond, R. *Obesity and Cortisol.* [Obesidade e Cortisol]. *Nutrition* 16, no. 10 (2000): 924-36.

Strattford, T. e M. Webb. Mind Hacks: *Tips and Tools for Using Your Brain.* [Dicas e Ferramentas para Usar seu Cérebro]. Sebastopol, Calif.: O'Reilly, 2005.

Timmerman, G. *Restaurant Eating in Nonpurge Binge-Eating Women.* [O Ato de Comer em Restaurante em Mulheres Compulsivas que Não Tomam Purgante]. *Western Journal of Nursing Research* 28 (2006): 811-24.

Velten, E. *A Laboratory Task for Induction of Mood States.* [Uma Tarefa de Laboratório para Induzir Estados de Humor]. *Behavior Research and Therapy* 6 (1968): 473-82.

Wansink, B. *Popcorn Lovers Eat More When Given Bigger Containers, Test Shows,* [Amantes de Pipoca Comem mais Quando Ganham Recipientes Grandes, Mostra um Teste], notícia, Universidade de Illinois em Urbana Champaign, 5 de março de 1999.

Capítulo 6

Bobroff, E. e H. Kissileff. *Effects of Changes in Palatability of Food Intake and the Cumulative Food Intake Curve in Man.* [Efeitos de Mudanças na Palatabilidade da Absorção de Comida e a Curva de Absorção de Comida Cumulativa no Homem]. *Appetite* 7, no. 1 (1986): 85-96.

Clancy, B. *Self Regulation Related to Academic Ability Over and Above Intelligence.* [Autorregulação Relacionada à Capacidade Acadêmica Além e Acima da Inteligência]. *Journal of Child Development* 78, no. 2 (2007): 647-63.

Geier, A. B. e P. Rozin. *Penn Psychologists Believe 'Unit Bias' Determines the Acceptable Amount to Eat,* [Psicólogos da Pensilvânia Acreditam que o 'Viés de Unidade' Determina a Quantidade Aceitável de Comida] http:// www.upen.edu/researchatpenn/article.php ?999 &hlt.

Hsee, C. K., Y. Rottenstreich e X. Zhixing. *When Is Better? On the Relationship Between Magnitude and Subjective Value*. [Quando é Melhor? Sobre a Relação entre a Magnitude e o Valor Subjetivo]. Current Directions in Psychological Science 14, no. 5 (2005): 234-37.

Timmerman, G. *Restaurant Eating in Nonpurge Binge-Eating Women*. [O Ato de Comer em Restaurante em Mulheres Compulsivas que Não Tomam Purgante]. Western Journal of Nursing Research 28 (2006): 811-24.

Treit, D., M. L. Spetch e J. A. Deutsch. *Variety in the Flavor of Food Enhances Eating in the Rat: A Controlled Demonstration*. [Variedade no Sabor da Comida Aprimora o Ato de Comer nos Ratos: Uma Demonstração Controlada]. Physiology and Behavior 30, no. 2 (1983): 207-11.

Wansink, B. *Mindless Eating: Why We Eat More Than We Think*. [Comer sem Pensar: Por Que Comemos Mais do que Pensamos]. Nova York: Bantam Dell, 2006.

Wansink, B., J. Painter e J. North. *Bottomless Bowls: Why Visual Cues of Portion Size May Influence Intake*. [Pratos sem Fundo: Por Que as Pistas Visuais do Tamanho da Porção Podem Influenciar o Consumo]. Obesity Research 13, no. 1 (2005): 93-100.

Capítulo 7

Battino, M. e M. S. Ferreiro. *Ageing and the Mediterranean Diet: A Review of the Role of Dietary Fats*. [O Envelhecimento e a Dieta Mediterrânea: Um Relatório sobre o Papel das Gorduras Dietéticas]. Public Health Nutrition 7 (2004): 953-58.

Braverman, E. *The Edge Effect: Reverse or Prevent Alzheimers, Aging, Memory Loss, Weight Gain, Sexual Dysfunction and More*. [O Efeito Limite: Reverter ou Prevenir Alzheimer, Envelhecimento, Perda de Memória, Ganho de Peso, Disfunção Sexual e Outros]. Nova York: Sterling Publishing Co., 2004.

Kalogeropoulos, N., A. Chiou, A. Mylona, et al. *Recovery and Distribution of Natural Antioxidants (α-Tocopherol, Polyphenols, and Terpenic Acids) After Pan-Frying of Mediterranean Finfish in Virgin Olive Oil*. [Recuperação e Distribuição de Antioxidantes Naturais (α-Tocoferol, Polifenóis e Ácidos Terpênicos) depois de Fritar Peixe Mediterrâneo em Azeite de Oliva Virgem]. Food Chemistry 100, no. 2 (2007): 509-17.

Mattson, M. P, S. Chan e W. Duan. *Modification of Brain Aging and Neurodegenerative Disorders by Gene, Diet, and Behavior*. [Modificação do Envelhecimento do Cérebro e Distúrbios Neurodegenerativos por Gene, Dieta e Comportamento]. Physiological Reviews 82, no. 3 (2002): 637-72.

Morris, M. C. *Vegetable Consumption Slows Rate of Cognitive Decline*. [Consumo de Legumes Desacelera a Taxa de Declínio Cognitivo]. Neurology 67 (2006): 1370-376.

Persky, V. e G. D. Andrianopoulos. *Etiology of Colon Cancer: Is It All in the Diet?* [Etiologia do Câncer de Cólon: Está Tudo na Dieta?] In *Problems in General Surgery: Controversies of Colon Cancer*. [Problemas com cirurgia geral: controvérsias do câncer de cólon]. Editado por R. L. Nelson. 4, no. 1 (1987): 11-23.

Rogers, P. *Healthy Body and Healthy Mind: Long-Term Impact of Diet on Mood and Cognitive Function*. [Corpo Saudável e Mente Saudável: Impacto de Longo Prazo de Dieta no Humor e na Função Cognitiva]. Relatórios da Sociedade de Nutrição 60 (2001): 135-43.

Sohal, R. e R. W. Richarel. *Oxidative Stress, Caloric Restriction, and Aging*. [Estresse oxidativo, restrição Calórica e Envelhecimento]. Science 273, no. 5271 (1996): 59-63.

Stavric, B. *Role of Chemopreventers in Human Diet*. [Papel dos Preventores Químicos na Dieta Humana]. Clinical Biochemistry 27, no. 5 (1994): 319-32.

Van Duyn, M. A. e E. Pivonka. *Overview of the Health Benefits of Fruit and Vegetable Consumption for the Dietetics Professional*. [Visão Geral Sobre os Benefícios à Saúde do Consumo de Legumes para o Profissional de Dietética]. Diário da Associação Dietética Americana 100, no. 12 (2000): 1511-1521.

Velten, E. *A Laboratory Task for Induction of Mood States.* [Uma Tarefa de Laboratório para Induzir Estados de Humor]. Behavior Research and Therapy 6 (1968): 473-82.

Wansink, B., J. Painter e J. North. *Bottomless Bowls: Why Visual Cues of Portion Size May Influence Intake.* [Pratos sem Fundo: Por Que as Pistas Visuais do Tamanho da Porção Podem Influenciar o Consumo]. Obesity Research 13, no. 1 (2005): 93-100.

Índice Remissivo

A

Abordagem "um passo por dia" 98–100
Ácidos graxos ômega 3 76, 84, 136, 183
Acionadores de alimentação 55, 90
Acionadores de cheiro 40
Açúcar
   estresse 168–169
   jogando fora 150, 151
   Xarope de milho de alta frutose
      versus 42
Afirmações com "eu" 110
Agenda de treinamento 98–100
Agentes anti-inflamatórios 183
Agora, poder do 155–156
Alegria
   córtex pré-frontal esquerdo e 138
   técnicas 138–141
Alexisomia 123
Alexitimia 123
Alimentação, acionadores de 55, 90
Alimentação ascética 153
Alimentação hipocalórica 153
Alimentação, saudável
   dar-se um agrado 154
   frutas frescas no balcão da
      cozinha 154
   limpar a despensa para 150–151
   mantra "menos é mais" 153
   pensamento fresco para 152
   perspectiva de terceira pessoa para 154
   proibição de certos alimentos 152–153
   sem gordura *versus* sem caloria 154
Alimentos na Dieta BrainMed
   benefícios 180–183
   definidos 84, 176, 179
   lista de compras de 183–186
   métodos de cozimento para 186
   planejando menu com 187–191
Alimentos, prejudiciais ao cérebro
   definidos 78–80
   jogar fora 150–151
   limpar o corpo de 151–152
   proibir 152–153
Alimentos saudáveis. *Ver também* Dieta
      BrainMed
   carboidratos complexos 185
   frutas e legumes 184
   gorduras 185
   proteínas 184–185
Alongar-se 121
Alta frutose, xarope de milho de
      (HFCS) 42, 79
Ambiente agradável, criando
   atividades de nutrição 135–136
   atividades estimulantes 137–138
   ciência de 133–134
   nutrição do cérebro e 133, 135

Ambiente, estimulador do cérebro
 beleza 86
 começar de novo e 90–91
 desafio e diligência 84
 dieta saudável para o cérebro 83–84
 exercícios 86
 flexibilidade 84
 interação social positiva 85–86
 neurotróficos top de linha 83–84
 novidade 87
 prática 88
 sono 34, 43–44, 87–88
 tempo ocioso 84
 toque 87
Amígdala 14, 20, 21, 23, 58, 102
Amizades
 amigos obesos 103, 104
 anedonia e 80
 interação social positiva 85–86
Anedonia 80
Ânsias 55–57
Ansiedade, gerenciar
 meditação para 120, 144–147
 reestruturar para 54
Antioxidantes 76, 83, 136, 182
Arco do prazer
 descrição 23, 57, 59, 69
 ferramentas de boa forma mental, alvejando 109, 115, 118, 121, 129, 133
Aroma
 acionadores de cheiro 40
 poder do 134, 136
Atividades de neurorregulação alimentar 98
Autorregulação 149
Azeite de oliva
 benefícios à saúde de 180–181
 cozinha mediterrânea e 180, 181
 função cardiovascular e 181
 inflamação e 183

 métodos de cozimento usando 186
 na lista de compras 185
 planejamento de menu com 187–191

B
Beleza 83, 86, 136
Bocejar 116
Bola BOSU 124
Bush, George H. W. 75

C
Cabell, James Branch 119
Calorias
 comidas de baixa gordura e 153
 mastigando 172–173
Caminhar
 benefícios de 125
 estar consciente e 146
 meditação e 120
Caminhar na prancha, exercício 124
Causas internas do excesso de alimentação 55–57
Cérebro 19–20
 comida de conforto e 5–7
 como ferramenta de perda de peso 11–16, 193
 comportamento alimentar e 4–5
 dietas *versus* reeducação 7–10
 preço da obesidade no 26, 79, 122
 publicidade voltada para 5
Cérebro, alimentação
 arco do prazer 23, 58, 59, 69
 córtex pré-frontal 20–21, 57–59, 67
 gânglios basais 22, 58, 59, 68
 giro cingulado 20, 22–23, 58, 59, 69
 hipotálamo 21, 23, 58
 história de Ashley 89–90, 100
 sistema límbico 21–22, 58, 59, 67
Cérebro comportamental (mesencéfalo) 11–12, 12, 14–15
Cérebro de férias 81

Cérebro reflexivo (parte anterior do cérebro) 12–13, 15–16
Cérebro visceral 11, 12, 13–14
Circuito cego e dietas 7–9
Circulação sanguínea, aumentando 181
Comer de menos 153
Comida quente *versus* fria 171
Comidas de conforto 5–7, 169, 170
Comportamento autodestrutivo 35
Compras para a Dieta BrainMed
   carboidratos complexos 185
   doces 185–186
   frutas e legumes 184
   gorduras 185
   proteínas 184–185
Conta-poupança de calorias 39–40
Controle cognitivo
   ciência do 130–131
   importância do 129
   técnicas 131–132
Copérnico 103
Córtex cerebral, definido 11
Córtex pré-frontal 20–21
   descrição de 57–59, 67
   ferramentas de boa forma, alvejando 109, 115, 117, 118, 121, 126, 129, 133, 138, 144
Cortisol 40, 81, 169
Cozinhando mais lentamente 132
Csikszentmihalyi, Mihali 119
Cultura gastronômica, lutando contra 36–38

D

Dar um agrado a si mesmo 154
Darwin, Charles 103
Depressão
   ambiente agradável para lutar contra 133–138
   anedonia 80
   técnicas de alegria para lutar contra 138–141
Desafio e diligência 83, 84–85
Desvios metabólicos 42
Dez ferramentas de regulação da alimentação. *Ver* Ferramentas de neurorregulação alimentar
Dieta
   que estimula o cérebro 83, 83–84
   que prejudica o cérebro 78–80
Dieta BrainMed
   benefícios 180–183
   definida 176, 179
   lista de compras para 183–186
   métodos de cozimento 186
   planejamento de menu 187–191
Dieta mediterrânea
   benefícios da 180–183
   definida 83, 176, 179
   lista de compras para 183–186
   métodos de cozimento 186
   planejamento de menu 187–191
Dieta prejudicial ao cérebro 78–80
Dietas, fracasso de 7–10
Distorção de porção 36, 159–161
Distúrbios de humor 39
DNA, reconfigurado 26
Dopamina 22, 24–25, 39, 86, 136
Doze Ferramentas de Boa Forma Mental Global. *Ver* Ferramentas de Boa Forma Mental Global

E

Efeito-espelho
   a ideia principal sobre 101, 109
   ciência do 101–107
   como ferramenta subutilizada 101
   definido 101, 106–107
   negativo 106, 108–109
   revistas 107
   TV e DVDs 107–108

Efeitos da raiva 38-39
Ego 14
Eletroencefalograma (EEG) 31, 33
Envelhecimento precoce 82
Envelhecimento prematuro 82
Epinefrina 22, 39
Estado de consciência
    atividades 145-147
    ciência da 145
    meditação e 144
Estratégias de gerenciamento de peso
    dez ferramentas de regulação de alimentação 155-173
    doze ferramentas da boa forma mental global 101-147
    estratégias internas para 193-196
Estresse
    alimentação não saudável e 88-89
    como fator prejudicial ao cérebro 81-82
    doces e 168-169
    gânglios basais e 22
    meditação como terapia para 144-147
    redução 77
Eustresse 166
Excesso de alimentação
    causas internas do 55-57
    efeitos do 26-27
    reestruturando *versus* 50-51
Exercícios
    benefícios de 86
    caminhar 120
    corpo e cérebro 124-126
    equilíbrio 123-124
    falta de 40, 80-81
    movimento 135
    objetivos 120
    yoga ou tai chi 128

F
Fatores antineurotróficos a evitar
    dieta prejudicial ao cérebro 78-80
    distúrbios emocionais e doença 81
    envelhecimento prematuro 82
    estresse 81-82, 168-169
    falta de atividade física 80-81
    lista de fatores 77-78
    pobreza 82-83
    prazer insuficiente 80
Fatores prejudiciais ao cérebro 77-78
    alimentos gordurosos e hipercalóricos 79-80
    distúrbios emocionais e doenças 81
    envelhecimento precoce 82
    estresse 81, 168-169
    falta de atividade física 80-81
    pobreza 82-83
    prazer insuficiente 80
Fazer reboot 116-117
Ferramentas de Boa Forma Mental Global
    abordagem de passo por dia para 98-100
    agenda de treinamento e 98-100
    como funciona o estímulo do cérebro 96-97
    dia 1: efeito-espelho da vida saudável 101-109
    dia 2: biscoito da fortuna ou procedimentos de indução de humor 109-115
    dia 3: reboot 115-117
    dia 4: use a imaginação 117-118
    dia 5: encontre prazer corporal 118-121
    dia 6: corpo sarado, cérebro sarado 121-126
    dia 7: redirecione 126-129
    dia 8: controle cognitivo 129-133
    dia 9: criar ambiente agradável 133-138

dia 10: pense do lado esquerdo
  para alegria, direito para
  preocupação 138-141
dia 11: tarefa única 141-144
dia 12: estado de consciência
  como funciona o estímulo do
  cérebro 144-147
duas categorias de atividades 97-98
no exercício para o cérebro 95-96
**Ferramentas de neurorregulação
  alimentar** 149
deslizes e contratempos 175-176
dia 1: o poder do agora 155-156
dia 2: fique na zona verde 157-159
dia 3: engane seu cérebro 159-161
dia 4: evite tira-gostos 161-162
dia 5: pense por você mesmo 162-165
dia 6: defina objetivos claros 165-168
dia 7: baratos de açúcar 168-169
dia 8: recompense a si mesmo
  sabiamente 169-170
dia 9: alimentos quentes 171
dia 10: mastigue as calorias 172-173
dicas úteis sobre 173-175
ferramentas de boa forma mental
  global e 97
Flexibilidade, cerebral 31, 32, 83, 84
Fluir, experiência de 84, 119
Força de vontade 7, 17, 26, 90
Freio cerebral
  ciência do 130-131
  importância do 129
  sem freios 42-43
  técnicas 131-132
Freud, Sigmund 14, 15
Fumar 43, 103
Funções executivas 57-59

G

Gânglios basais
  descrição 22, 58, 59, 68
  ferramentas de boa forma mental,
    alvejando 115, 117, 118, 121,
    126, 144
Gentileza, exibir 85-86
Giro cingulado
  descrição 20, 22-23, 58, 59, 69
  ferramentas de boa forma mental,
    alvejando 101, 115, 121, 126
GITI 117-118
Gould, Elizabeth 75, 77
Gratificação, adiamento de 15, 21. *Ver
  também* Freio cerebral
Grelina 87

H

Habilidades motoras, desafiando 121
Hábitos alimentares saudáveis
  dar-se um agrado 154
  frutas frescas no balcão da
    cozinha 154
  limpar a dispensa 150-151
  mantra "menos é mais" 153
  mastigar as calorias 172-173
  pensamento fresco 152
  perspectiva de terceira pessoa 154
  proibir certos alimentos 152-153
  sem gordura *versus* sem calorias 154
Hemisférios, cérebro 11
Hipotálamo 14, 20, 21, 23, 27, 58, 172
Hirsch, Dr. Alan 134
Huron, David 166

I

Id 14
Ideias, refletindo sobre 128
Imaginação 117-118
Índice de massa corporal e
　　dopamina 24-25
Indiferença metabólica 108, 157
Inflamação 183
Interação social
　　positiva 83, 85-86
　　tempo com os amigos 80

J

Jogos cerebrais 76, 137
Junk Food
　　alimentos que prejudicam o
　　　　cérebro 78-80
　　jogando fora 150-151
　　limpando o corpo de 151-152
　　proibir 152-153

L

Lanches, saudáveis 191
Leptina 87
Ler 137
Levantamentos em oposição 125
Limpando a casa 150-151
Limpando seu corpo 151-152
Limpeza da despensa 150-151
Linguagem, ajustar 129
Linguagem flexível 129
Locais do cérebro ligados a excesso de
　　comida emocional
　　arco do prazer 23, 58, 59, 69
　　cérebro alimentar 19-20
　　córtex pré-frontal 20-21, 57-59, 67
　　gânglios basais 22, 58, 59, 68
　　giro cingulado 20, 22-23, 58, 59, 69
　　hipotálamo 21, 23, 58
　　sistema límbico 21-22, 58, 59, 67
Long, Gareth 162

M

Maioria de sobrepeso 43
Mal de Alzheimer 75, 81, 85, 145
Mantra "menos é mais" 153
Massagem 87
Mastigando as calorias 172-173
McDonnell, Dan 175
Meditação 120, 144-147
Meditação zen 145
Mente *versus* cérebro 11
Menus
　　de almoço 188-189
　　de café da manhã 188
　　de jantar 189-190
Mesencéfalo (cérebro
　　comportamental) 11-12, 12,
　　14-15
Métodos de cozimento 186
Mingau de aveia 131
Mito do protetor 40-42
Mobília, mudar 128
Mudança, padrões de 100
Mudando o cérebro 75-77
Multitarefas
　　alimentação emocional e 143
　　como desserviço a você mesmo 142
　　desvantagens de 141-142
　　evitar 144
Música 128, 134, 137

N

Neurodinâmica 96-97
Neurônios 11, 23, 75, 102
Neuroplasticidade 71, 72, 90
Neurotransmissores 22, 24, 39. *Ver
　　também* Dopamina, Serotonina
Nível de excelência 91
Novidade 83, 87
Núcleo caudado, definido 22, 23
Nutrigenômica 26

O

Obesidade
  cognição e 26, 79, 122, 194
  epidemia de 9, 157
  oscilação mental e 38
  recomendações da OMS para frear 42
  xarope de milho de alta frutose e 42, 79
Objetivos
  claros 165–168
  exercitar 120
Óleo de palma 41–42, 79
Onda alfa 115
Organização Mundial de Saúde (OMS)
  recomendações 42
Oscilação, a
  cura para 45
  definida 27–28
  lutando contra 4
Oscilação, causas da
  acionadores de cheiro 40
  conta poupança de calorias 39–40
  falta de exercício 40
  ligação com comida 38–39
  maioria de sobrepeso 43
  mito do protetor 40–42
  prazer insuficiente 44–45
  privação do sono 43–44
  sem freios 42–43

P

Parques e reservas naturais, visitando 108
Parte anterior do cérebro (cérebro reflexivo) 12–13, 15–16
Parte posterior do cérebro. *Ver também* Cérebro visceral
Pensamento de baixo para baixo, definido 15–16
Pensamento de baixo para cima, definido 13, 20, 31
Pense em você magro 162–165
Peptídeos orexigênicos 161
Pesar-se, expectativa de 166
Planejamento de menu 187–191
Pobreza 82–83
Poder do agora 155–156
Pontuações do teste de oscilação
  0-80 turbulência leve 30–32
  81-120 Turbulência média 32–33
  121-160 Turbulência grave 33–34
  161-200 Turbulência severa 34–35
Porções tamanho família 160
Prática 83, 88
Prazer
  corporal 118–121
  insuficiente 44–45, 80
  não alimentar 55–57
Prazer corporal, encontrar 118–121
Preocupação e alegria 138–141
Prescrição de energia 111, 112
Prescrição de estímulo de memória 111–112
Prescrição de perda de peso 111, 113
Prescrição de relaxamento 111, 112–113
Prescrições, PIH 111–114
Procedimentos de indução de humor (PIH) 109–115
Programas de televisão, espelhando-se em 107–108
Proibir certas comidas 152–153
Promiscuidade sexual 119
Propriocepção 123

Q

QI 122, 149

R

Radicais livres
  definidos 181
  eliminar 83, 182–183
  estresse e 81
  lesão por 153
Recompensas, saudáveis 169–170
Redirecionar
  definido 98, 126–128
  exercícios 128–129
Reeducar com ferramentas de boa forma da mente. *Ver* **Ferramentas de Boa Forma Mental Global**
Reestruturar
  causas internas do excesso de alimentação 55–57
  cinco áreas do cérebro e 57–59
  definido 50–51
  funções das cinco áreas cerebrais 67–69
  história de Laura 51–53
  perda de peso e 54–55
  quatro auto-testes para 60–65
Relaxar em movimento 120
Reprogramar 98
Ressonância magnética funcional (RMf) 117, 123, 125, 139
Revistas, espelhando-se em 107
Rizzolati, Iaccomo 102
Rotina, alterando a sua 128
Rucker, Rudy 89, 91

S

Saciedade do paladar 161
Sem gordura *versus* **sem calorias** 154
Serotonina 22, 39, 86, 136
Sete fatores para evitar
  dieta que prejudica o cérebro 78–80
  distúrbios emocionais e doença 81
  envelhecimento precoce 82
  estresse 81–82, 168–169
  falta de atividade física 80–81
  lista de 77–78
  pobreza 82–83
  prazer insuficiente 80
Sistema límbico
  descrição 20, 21–22, 57, 59, 67, 68, 81
  ferramentas de boa forma, almejando 101, 109, 115, 117, 118, 121, 126, 129, 133, 144
Sobremesas, amostra 190–191
Solidão 80
Sono
  importância do 87–88
  privação 34, 43–44
Sorrir 135
Substâncias neurotróficas 76
Sudoku 137
Superego 15

T

Tamanho
  julgando 195
  maioria de sobrepeso e 43
Tamanhos gigantes 37
Tarefa única
  benefícios 141–142
  ciência da 142–143
  formas de ter uma única tarefa 143–144
TDO *ver* **ferramentas de neurorregulação alimentar**
Tempo ocioso 83, 84
Terapia do riso 85
Teste de oscilação 19, 28–35
Tira-gostos, evitar 161–162
Tumores colorretais 153

Turbulência e pontuações no teste de oscilação
  0-80 turbulência leve 30–32
  81-120 Turbulência média 32–33
  121-160 Turbulência grave 33–34
  161-200 Turbulência severa 34–35

V
Varrendo o horizonte com o olhar 116

W
Watson e Crick 103

X
Xarope de milho de alta frutose (HFCS) 42, 79

Y
Yoga ou tai chi 128

Z
Zona cinza 157–159
Zona verde 157–159

Sobre a autora

Georgia Andrianopoulos é psicóloga fisiológica. Concluiu seus estudos de pós-graduação na Universidade Case Western Reserve, em Cleveland, e tem trabalhado no campo de distúrbios alimentares nos últimos vinte anos, primeiro como diretora da clínica de distúrbios alimentares no Centro Médico da Universidade de Illinois, em Chicago, e depois em consultório particular. Foi entrevistada pelo *Chicago Tribune* e por emissoras locais de rádio e televisão afiliadas da NBC e CBS sobre diversos aspectos da obesidade. Também foi entrevistada pela Associated Press e colaborou com segmentos de rádio e televisão sobre obesidade e ânsias alimentares.

Georgia é autora de numerosas publicações originais de pesquisa e contribuiu com capítulos para livros acadêmicos. Para saber mais sobre ela e suas publicações e programas, acesse www.brainfitnessinc.com.

Sobre a autora

Georgia Andrianopoulos é psicóloga titular de Ph.D. Conduziu seus estudos de pós-graduação na Universidade Case Western Reserve, em Cleveland, e tem trabalhado no campo de distúrbios alimentares nos últimos vinte anos, primeiro como diretora da clínica de distúrbios alimentares no Centro Médico da Universidade de Illinois, em Chicago, e depois em consultórios particulares. Foi entrevistada pelo Chicago Tribune e por emissoras locais de rádio e televisão afiliadas da NBC e CBS sobre diversos aspectos da obesidade. Também foi entrevistada pela Associated Press e colaborou com segmentos de rádio e televisão sobre obesidade e ânsias alimentares. Georgia é autora de numerosas publicações originais de pesquisa e contribuiu com capítulos para livros acadêmicos. Para saber mais sobre ela e suas publicações e programas, acesse www.brainhealthsano.com.

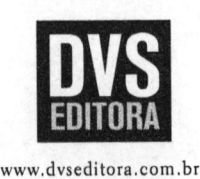